DIETA SIN GLUTEN

¿Cómo enfocarla adecuadamente?

Alimentos, Dieta y Nutrición para Celíacos

Secretos para un Excelente Sistema Digestivo

Pauline PATRY

Tabla de contenidos

Introducción

Usted visita al doctor regularmente para mantener su salud. Eso es ciertamente inteligente. Sin embargo, antes de su próxima cita, considere esto: ¿cuándo fue la última vez que su médico le preguntó sobre su dieta?

Aunque los médicos son plenamente conscientes de la conexión entre nuestra salud y la comida que ingerimos, esta es una pregunta que rara vez hacen, si es que nos preguntan alguna vez. Parecen estar más interesados en prescribir medicamentos que en tratar y prevenir los problemas de salud de una manera más natural y efectiva. Esto es especialmente desconcertante ya que cada vez más gente sufre de sensibilidad al trigo, alergias o de la enfermedad celíaca.

El problema con el trigo es causado por el gluten, una de las proteínas que se encuentran en el trigo de hoy. Puede dañar el intestino delgado y hacer que la digestión del trigo sea difícil sino imposible. El gluten puede provocar fatiga, náuseas, diarrea y otras molestias más graves, como dañar el intestino delgado. La enfermedad celíaca es muy seria y los médicos deben empezar a prestarle atención.

El trigo procesado, que se encuentra en todas partes, no es saludable para nadie. Para para las personas con enfermedad celíaca, puede ser una pesadilla diaria. Por eso es por lo que, evitar el gluten se está volviendo cada vez más popular. La gente está conociendo los efectos del trigo moderno y está empezando a controlar su salud por sí misma.

Para las personas sensibles o alérgicas al trigo, el hecho de comer sin gluten puede cambiarles la vida. Puede ayudarlas a deshacerse de las toxinas irritantes para el cuerpo y ayudarlas a que funcionen normalmente de nuevo.

Para otros, que no son sensibles al gluten, abstenerse del gluten es una forma de comer más sano, sentirse mejor y tener más energía.

La comida importa. Lo que consumimos es crítico para nuestra salud. El hecho es que el gluten añade muy poco a nuestras vidas, pero puede provocar un daño considerable. Vivir sin gluten es volver a comer de una manera que promueva una salud y un bienestar óptimos. Para cualquiera que crea que hemos estado comiendo trigo durante miles de años sin problemas, pronto se dará cuenta que no es cierto.

Incluso para aquellos que no padecen la enfermedad celíaca o la sensibilidad al trigo, una dieta sin gluten puede significar prevenir enfermedades. Se sabe que el gluten causa inflamaciones graves, y las inflamaciones pueden aumentar el riesgo de artritis y enfermedades coronarias. Utilizar alimentos para prevenir la aparición de estos problemas nos permite disfrutar de un estilo de vida más saludable. Esto tiene mucho más sentido que el tratamiento de enfermedades con medicamentos que pueden tener efectos secundarios perjudiciales.

El gluten está por todos lados, lo que puede hacer que vivir sin gluten sea todo un reto. Con tantos alimentos hechos a base de trigo, cebada o centeno, todos los cuales contienen gluten, y con más productos alimenticios que contienen trigo sin declarar, la idea de comer sin gluten puede parecer que nos estamos privando de algo bueno. Todo lo contrario. Todavía puede comer galletas, pasteles y pastas que le gustan. Simplemente las preparará de una forma diferente.

Si padece la enfermedad celíaca, comer sin gluten es imprescindible. Pero otros problemas intestinales, como la diarrea y el síndrome del intestino irritable también se han aliviado con una dieta sin gluten. Los investigadores están relacionando cada vez más los problemas gastrointestinales con el gluten.

Además, echaremos un vistazo a la sorprendente conexión entre vivir sin gluten, el TDAH y el autismo.

Pronto descubrirá las opciones que tiene a su disposición y cómo hacer que la alimentación sin gluten forme parte de su estilo de vida saludable.

Capítulo 1 :
El Trigo y la Enfermedad Celíaca - La Desventaja del Gluten

El trigo ha existido durante miles de años. Es fácil de cultivar y bastante nutritivo. Probablemente fue uno de los primeros alimentos que nuestros antepasados recogieron para alimentarse. El trigo era verdaderamente vital.

Durante todos estos miles de años, el grano entero se molía y utilizaba para hornear pan o preparar cereales. El grano fresco e integral siempre ha formado parte de nuestra dieta sin ser dañino para nuestra salud.

No fue hasta los años 60 y 70 que la gente comenzó a darse cuenta de que el trigo que estaba consumiendo la estaba enfermando.

¿Qué pasó? ¿Nuestros cuerpos cambiaron? No. Es el trigo, en el que hemos confiado durante miles de años, el que ha cambiado y se ha transformado en algo que nuestros antepasados no hubieran reconocido.

La industrialización ha sido buena para la humanidad, pero no siempre ha sido beneficiosa para la comida que consumimos.

Empecemos con la harina blanca, el primer alimento que llamaríamos "procesado". En 1870, el molino de rodillos de acero permitió separar el trigo para refinarlo en un polvo blanco. La harina "blanca" se consideraba elegante.

Así que, para satisfacer la demanda de los consumidores, la harina blanca se produjo en masa, y el resto del grano, la parte nutritiva, se tiraba. En 10 años, toda la harina era blanca y carecía de nutrientes. Diez años fue todo el tiempo necesario convertir miles de años de nutrición en algo "elegante" y carente de muchos nutrientes.

Sin embargo, eso fue sólo el comienzo. En la década de 1950, la tecnología nos permitió una vez más "mejorar" nuestro trigo. Las nuevas técnicas permitieron obtener semillas genéticamente modificadas, los fertilizantes y los pesticidas dañinos aumentaban la producción de trigo. Una vez más, todo el mundo se alegró. ¡Más trigo para todos! ¡Pasteles para todos y cada uno!

Mientras la producción de trigo aumentaba, su valor nutritivo se estaba destruyendo hasta volverse irreconocible. Al mismo tiempo, las inflamaciones y las enfermedades inmunológicas se estaban vinculando directamente a este nuevo trigo "mejorado".

Cualquiera que crea que comer sin gluten es sólo una etapa moderna está en lo cierto a medias. En efecto, es algo nuevo y moderno. Pero no es una etapa. Cada vez más personas sufren los efectos del trigo moderno y la harina refinada.

El grado puede variar, desde algo de sensibilidad al trigo hasta una mayor intolerancia a la enfermedad celíaca, que es la incapacidad de procesar cualquier cantidad de trigo debido a problemas en el intestino delgado. Especialmente en el caso de la enfermedad celíaca, el sistema digestivo ve al gluten como un invasor y reacciona en consecuencia. A medida que trata de atacar estas toxinas, el revestimiento del mismo intestino puede dañarse, dando lugar a gases, inflamación y otros problemas. El resultado son graves trastornos gastrointestinales.

En los últimos 50 años, el número de personas a las que se les diagnostica la enfermedad celíaca se ha cuadruplicado. El uno por ciento de la población sufre de la enfermedad celíaca, y el número está aumentando. La sensibilidad al trigo afecta hasta el 8 por ciento de la población. Es obvio que el nuevo trigo "mejorado" está enfermando a la gente.

En estudios que compararon el trigo moderno "mejorado" con el antiguo trigo (llamado Einkorn), se comprobó que el trigo viejo no tenía ningún efecto perjudicial. Nadie que consumiera trigo sin refinar tenía efectos secundarios o problemas gastrointestinales. Los mismos estudios demostraron que el trigo moderno puede afectar a nuestro sistema inmune de forma perjudicial, provocando la enfermedad celíaca y alergias.

Las personas que no son alérgicas al trigo moderno aún pueden padecer otras enfermedades. En un estudio de 2013, se tomaron participantes sanos y se hizo que comieran trigo nuevo o viejo durante dos meses. En el grupo que consumió trigo viejo se encontró que su nivel de colesterol había disminuido y el nivel de potasio y magnesio había aumentado. Lo contrario se encontró en el grupo al que se le dio trigo nuevo.

Es importante distinguir entre la sensibilidad al gluten y la enfermedad celíaca, aunque pueden tener los mismos síntomas. La sensibilidad al gluten provoca sensación de fatiga, hinchazón, diarrea, náuseas y dolores de cabeza. Muchas personas ni siquiera asocian esos síntomas con el trigo, por lo que es fundamental que los médicos hagan las preguntas correctas y testeen la alergia al trigo.

Las personas a las que se les diagnostica la enfermedad celíaca sufren síntomas idénticos, pero el problema está más específicamente definido. El gluten ataca el sistema inflamatorio y puede dañar el intestino delgado. La inflamación está relacionada con un sinnúmero de problemas, como las enfermedades cardíacas, el Alzheimer, la diabetes y otras.

El papel del gluten en sí mismo todavía está siendo estudiado. Lo que está claro, sin embargo, es que este trigo moderno y mejorado está provocando alguna enfermedad grave. Aunque el trigo se puede encontrar casi en todas partes, se utiliza más comúnmente en panes, pasteles, galletas, pasta, sopas cremosas, salsas, cereales y algunos aderezos para ensaladas.

El gluten del centeno se encuentra en los panes de centeno, la cerveza y algunos cereales.

Por supuesto, el trigo se puede encontrar en muchos otros lugares en forma oculta, y lo discutiremos con mucho más detalle.

Lo que está claro es que la gente que ha eliminado de su dieta el trigo y el gluten se siente mejor y se vuelve más saludable. Para cualquiera que sufra de la enfermedad celíaca, no comer gluten es imprescindible. Para otros, es una elección en un esfuerzo por disfrutar de una salud mejor.

La mayoría de la gente también eligió una dieta sin gluten para perder peso. Una dieta llena de panes, pasteles y fideos es alta en carbohidratos y muy probablemente se acumulará en los kilos. La razón de ello es que el trigo refinado puede causar un pico en el azúcar. Eso significa que usa el azúcar como combustible mientras que la grasa simplemente se almacena y se acumula. La gente encuentra que perder peso eliminando la harina refinada es mucho más fácil y rápido.

La enfermedad celíaca puede ser hereditaria. Las personas con padres o abuelos que han sufrido la enfermedad celíaca tienen una probabilidad de 1 en 10 de volverse intolerantes a los cereales.

Capítulo 2 :
10 Señales de que el Gluten está Dañando su Salud

Porqué la ingesta de gluten es mala para usted

Una revisión científica publicada en el New England Journal of Medicine (Revista de Medicina de Nueva Inglaterra) reveló que el consumo de gluten puede desencadenar 55 enfermedades diferentes. Por alarmante que suene, en realidad resulta ser cierto.

De hecho, hay un gran número de afecciones provocadas por comer gluten. Estas van desde, fatiga a enfermedades inflamatorias del intestino, incluso la osteoporosis; todo por el simple hecho de comer esta proteína. El gluten también causa inflamación, que a su vez puede afectar a todo el cuerpo. En pocas palabras, el gluten puede tener un efecto adverso en el cerebro de la misma manera que afecta al sistema digestivo y las articulaciones.

La mayoría de la gente que sufre inflamaciones debido a la ingesta de gluten tiende a centrarse en el tratamiento de la afección a un nivel superficial. Lo hacen tomando medicamentos que ayudan a reducir los síntomas. Desafortunadamente, tienen que hacerlo regularmente ya que no pudieron llegar a la raíz del problema.

Si tiene un problema de salud crónico, o incluso si no lo tiene, puede querer eliminar el gluten de su dieta. Después de todo, el gluten está asociado con algunas de las afecciones más problemáticas, como los trastornos digestivos y el mal funcionamiento del cerebro.

En el caso de que ya haya consumido gluten, aquí hay 10 señales que le indican que es hora de parar:

Señal 1: Problemas Digestivos

Ocasionalmente sufrir de estreñimiento, diarrea y otros trastornos digestivos puede parecer normal. Sin embargo, si alguno de ellos ocurre demasiado a menudo, podría ser una señal de que el gluten está empezando a destrozar su cuerpo.

No es sorprendente que éste sea también un síntoma común experimentado por los individuos intolerantes al gluten y los que tienen la enfermedad celíaca. En algunos casos, pueden incluso tener un intestino particularmente flojo y desagradable, principalmente porque la afección impide que su cuerpo absorba los nutrientes adecuadamente.

Según las investigaciones, el consumo de gluten causa problemas digestivos deteriorando las barreras del intestino, permitiendo así que las sustancias nocivas pasen al torrente sanguíneo. Alrededor del 14% de los americanos sufren del llamado SII (síndrome de intestino irritable) que causa todo tipo de problemas digestivos. El consumo de gluten hace que los síntomas sean aún peores que antes. En algunos casos, puede incluso ser la causa del SII.

Alrededor del 50% de los individuos intolerantes al gluten sufren de diarreas frecuentes, mientras que alrededor del 25% padece de estreñimiento.

Si bien esto es común a los individuos intolerantes al gluten y a los celíacos, los que han consumido alimentos con gluten también pueden verse afectados negativamente. Si empieza a experimentar estos síntomas, es posible que quiera dejar de consumir alimentos con gluten lo antes posible. Si se dejan sin atender, pueden provocar algunos problemas graves, como deshidratación, fatiga y pérdida de electrolitos del cuerpo.

¿Cómo ocurre exactamente?

Cuando come un alimento que contiene gluten, este pasa a través de su estómago y luego al intestino delgado. Desde allí, el gluten se descompone en gliadina con la ayuda de una enzima conocida como transglutaminasa tisular (TGt). Una vez descompuesto, se mueve a través del sistema digestivo.

A partir de allí, su sistema digestivo, con la ayuda del tejido linfoide asociado al intestino, lo revisará para detectar cualquier daño potencial que pueda causar a su cuerpo. Si no es intolerante al gluten, este será absorbido directamente por su cuerpo. Sin embargo, si es sensible al gluten, la proteína se considerará una sustancia peligrosa y su sistema digestivo producirá anticuerpos para atacarla.

El problema es que también atacan a la TGt, causando así que las microvellosidades de su intestino se dañen. Con el tiempo, las microvellosidades comenzarán a romperse, desgarrando las paredes del intestino y permitiendo que las partículas de comida y otras sustancias dañinas pasen al torrente sanguíneo.

Si sucede esto, comenzará a experimentar problemas digestivos, como estreñimiento, hinchazón, diarrea e incluso desnutrición.

Señal 2: Problemas de la piel

La intolerancia al gluten no sólo afecta al tracto digestivo, sino también a la piel. Si empieza a tener problemas de la piel que nunca ha tenido antes, puede que sea porque el gluten está empezando a afectar a su cuerpo.

Según las investigaciones, 7 de cada 10 individuos celíacos experimentan síntomas en su piel. En realidad, hay una variedad de ellos, pero el más común que está relacionado con el gluten es la dermatitis herpetiforme.

La dermatitis herpetiforme es una afección de la piel causada por el gluten en la que experimenta uno de los sarpullidos más picosos que pueda tener. Es un sarpullido muy doloroso que se encuentra a menudo en el 15-25% de los individuos que tienen la enfermedad celíaca. Si tiene ese síntoma, notará lesiones que aparecen en cualquier parte de su cuerpo, sobre todo en las rodillas, los codos y las nalgas. Afortunadamente, esto sólo le sucede a los individuos que tienen una enfermedad celíaca, diagnosticada o no diagnosticada.

Otro síntoma común es una piel muy seca y escamosa. Aunque todavía no está claro si el consumo de gluten causa directamente la sequedad de la piel, algunos médicos creen que la mala absorción de nutrientes provocada por la enfermedad celíaca puede robarle los nutrientes que se supone tiene la piel, lo que conduce a una piel muy seca. En algunos casos, esto puede remediarse recurriendo a una dieta sin gluten.

Por último, está la psoriasis, una enfermedad de la piel que hace que su piel desarrolle placas rojas y escamosas. Según varios estudios, el consumo regular de gluten está fuertemente ligado al desarrollo de esta afección. Aquellos a quienes se le diagnostica psoriasis tienen grandes cantidades de anticuerpos en su torrente sanguíneo, lo que sólo sugiere que sus cuerpos están reaccionando al gluten en sus dietas, independientemente de si se les diagnostica la enfermedad celíaca o no.

Aunque todavía no está claro si el gluten provoca directamente la psoriasis o no, hay algunos informes que muestran que la gente que siguió una dieta sin gluten experimentó una significativa mejora de los síntomas de su piel incluso si no tiene la enfermedad celíaca.

Señal 3: Migraña Recurrente

Mucha gente sufre de dolor de cabeza o migraña de vez en cuando. De hecho, es una afección común que afecta a alrededor del 10-12% de la población occidental. Sin embargo, si la migraña aparece con demasiada frecuencia, puede ser motivo de preocupación, especialmente si es intolerante al gluten.

Curiosamente, varios estudios revelaron que las personas con intolerancia al gluten son más propensas a las migrañas en comparación con otras. Si tiene migrañas que ocurren regularmente sin una causa clara, puede ser porque es sensible al gluten.

Se preguntará: ¿cuál es la conexión entre el gluten y la migraña?

En alguna gente, el gluten podría desencadenar una migraña. Varios estudios que han confirmado la conexión entre la enfermedad celíaca y la migraña. Una migraña recurrente puede ser un indicador temprano de la enfermedad celíaca, y quienes la padecen tienen más probabilidades de sufrir migrañas recurrentes.

Según los investigadores, la conexión entre la enfermedad celíaca y la migraña se debe al aumento de la permeabilidad y la inflamación intestinal. Cuando su intestino comienza a "gotear" compuestos inflamatorios hacia el torrente sanguíneo, pueden encontrar fácilmente su camino hacia el cerebro, provocando así la migraña.

La conexión está tan ligada que algunos investigadores incluso recomiendan que la gente que sufre de migrañas recurrentes consulte a su médico para testear la posibilidad de la enfermedad celíaca.
Sorprendentemente, esta conexión no es sólo exclusiva de la enfermedad celíaca. También se encuentra en individuos que tienen trastornos intestinales como el SII.

Sólo se han realizado unos pocos estudios para abordar este problema. Afortunadamente, encontraron que llevar una dieta libre de gluten puede reducir significativamente o incluso eliminar la aparición de migrañas. Aunque todavía están en su fase preliminar, parece que los resultados de una dieta sin gluten mostraron una gran disminución tanto en la duración como en la intensidad de las migrañas.

Todavía se requieren más investigaciones para confirmarlo, pero los resultados sugieren que tener una dieta sin gluten puede ser una ayuda importante para aliviar las migrañas y los dolores de cabeza sin depender de medicamentos costosos.

Señal 4: Fatiga Crónica o Fibromialgia

La sensación de cansancio es muy común y no suele estar vinculada a alguna enfermedad. Sin embargo, si se siente muy cansado constantemente, es probable que tenga una afección subyacente.

Un buen ejemplo es la intolerancia al gluten. La gente que es intolerante al gluten tiene más probabilidades de experimentar fatiga crónica, especialmente cuando toma alimentos con gluten. Según los estudios, entre el 60 y el 82% de los pacientes con intolerancia al gluten sufren de fatiga constante con regularidad. Además, la intolerancia al gluten también puede provocar anemia por deficiencia de hierro, que es otra de las principales causas del cansancio.

Si se despierta siempre cansado, incluso después de haber dormido mucho, es probable que tenga intolerancia al gluten. Por lo tanto, independientemente de cuánto duerma, su cuerpo no podrá descansar lo suficiente debido a los efectos del gluten. La razón es que su cuerpo termina gastando toda su energía para "atacar" a su alérgeno, que en este caso es el gluten, lo que provoca que se quede sin energía y que se fatigue.

Si experimenta fatiga o una "mente brumosa", también conocida como dificultad para pensar, puede tener lo que se llama sensibilidad al gluten no celíaco o quizás una enfermedad celíaca no diagnosticada. En algunos casos, la fatiga crónica puede ser un síntoma de una enfermedad incluso seria, una de las cuales es celíaca.

Si cree que tiene una alergia ocasionada por el gluten, la única manera de confirmarlo es a través de un diagnóstico por escrito de tu médico. Diversas pruebas pueden determinar fácilmente si la causa se debe al gluten. Después, dependiendo de la gravedad de la alergia, puede que tenga que limitar o incluso eliminar el consumo de gluten.

Mientras tanto, si no es sensible al gluten, no debería experimentar ninguna sensación de cansancio consistente por consumirlo. Por lo tanto, a menos que sea alérgico al gluten, no tendría por qué sentir sueño regularmente.

Señal 5: Dolores de las Articulaciones

Los dolores articulares y musculares pueden ser causados por varias razones. Una teoría afirma que la gente que padece de la enfermedad celíaca tiene un sistema nervioso hipersensible de nacimiento. Como resultado, tendrá un umbral más bajo para activar las neuronas sensoriales que conducen a los dolores articulares y musculares.

Aparte de eso, en personas con intolerancia al gluten la exposición al mismo también puede producir inflamación. Esta inflamación puede provocar una amplia variedad de dolores, incluyendo dolores en los músculos y las articulaciones. Estudios recientes han demostrado que existe una posible conexión entre el dolor articular no patológico y el gluten.

¿Cómo ocurre exactamente?

Si tiene la enfermedad celíaca o intolerancia al gluten y consume gluten, su sistema inmunológico entrará en acción, lo que provocará inflamación. Esta inflamación puede tener un impacto en sus órganos y tejidos blandos. Aunque es posible que no vea signos perceptibles de inflamación, como hinchazón y enrojecimiento, es posible que note algunos otros síntomas, como dolor en las articulaciones. Puede que no se dé cuenta, pero el gluten puede causar algunos daños graves en su cuerpo, especialmente si tiene artritis (o aun si no la tiene).

Afortunadamente, puede dejar de sufrir de dolor articular crónico, eliminando el gluten de su dieta. Esto es especialmente útil ya que también le ayuda a aumentar sus niveles de energía, a reducir la grasa del vientre e incluso a aclarar la piel.

Señal 6: Enfermedades Autoinmunes

Si usted sufre de una enfermedad autoinmune, quiere mejorar y revertir la progresión de su enfermedad si fuera posible. Desde una perspectiva médica, estas dos cosas se pueden lograr simplemente conociendo la causa de su afección. Según los investigadores y los médicos, el gluten es una de las muchas causas posibles.

En realidad, hay una conexión bien conocida entre las enfermedades autoinmunes y el gluten. Por lo tanto, muchos prestadores de asistencia médica recomiendan que si sufre de una enfermedad autoinmune siga una dieta libre de gluten.

Ya habrá oído que los que tienen cualquier tipo de enfermedad autoinmune deben eliminar el gluten de su dieta a toda costa. También habrá escuchado que la gente piensa que el gluten no es un problema para ellos en absoluto.

Como en muchos otros temas, la verdad se encuentra en algún punto intermedio. Un estudio recientemente publicado ha examinado la conexión entre las enfermedades autoinmunes y la sensibilidad al gluten no celíaca. Según el estudio, las personas que tienen sensibilidad al gluten no celíaca tienen una mayor incidencia de enfermedades autoinmunes que las que no la tienen. Este estudio también examinó a los pacientes celíacos, los que tienen sensibilidad al gluten no celíaca y los individuos normales. También consideró los niveles de enfermedad autoinmune para cada grupo de prueba.

Los investigadores descubrieron que la incidencia de la enfermedad tiroidea autoinmune era similar tanto en el grupo con la enfermedad celíaca como en el grupo con sensibilidad al gluten no celíaca. Por lo tanto, hubo un aumento de la incidencia que fue la misma para los dos grupos, y el gluten parece ser un factor importante.

Otro hallazgo interesante fue que los niveles de otro marcador autoinmune llamado ANA (anticuerpos antinucleares), era más alto en las personas con SGNC (Sensibilidad al Gluten No Celíaca) que en las celíacas. Específicamente, el 24% de los sujetos que tienen SGNC mostraron altos niveles de ANA, el cual indexa la autoinmunidad, comparado con sólo el 20% de los celíacos.

¿Por qué es así?

Una posible razón podría ser que seguir un estilo de vida sin gluten es menos recomendable para los que tienen sensibilidad al gluten no celíaca que para los celíacos. Por lo tanto, podría haber más gente que consume gluten y es sensible al gluten no celíaca en comparación con los que son celíacos. Esto sólo significa que las personas que tienen SGNC tienen mayores riesgos de experimentar afecciones autoinmunes al comer alimentos que contienen gluten.

Ahora bien, si tiene una enfermedad autoinmune, consumir gluten puede suponer una grave amenaza debido a un fenómeno conocido como mimetismo molecular. Cada vez que su cuerpo se expone a cualquier forma de invasor (en este caso el gluten), su sistema inmunológico tratará de memorizar su estructura para permitirle crear la defensa perfecta contra dicho patógeno.

La pena es que nuestro sistema inmunológico no puede reconocer perfectamente la estructura de una molécula. Mientras tenga una estructura similar, será considerada como una invasora, y el sistema inmunológico tratará de atacarla. El gluten, que es una proteína bastante grande, tiene una estructura similar a algunos de los tejidos de nuestro cuerpo, especialmente el tiroideo.

En las personas con una enfermedad tiroidea autoinmune, cada vez que consumen gluten, su sistema inmunológico enviará anticuerpos para destruirlo. Sin embargo, como el gluten y su glándula tiroides se ven similares, algunos de esos anticuerpos terminarán por error atacando a la tiroides.

También hay otras proteínas como la caseína que comparten la misma estructura molecular que el gluten. Debido al mimetismo molecular, cada vez que consuma lácteos, su cuerpo pensará que acaba de consumir gluten e incitará una reacción inmunológica.

Señal 7: Desequilibrio Hormonal

Además de desordenar el cerebro, los huesos, los músculos, la piel, el tracto digestivo y el sistema neurológico, la sensibilidad al gluten también puede tener un impacto negativo en el sistema endocrino, responsable de las hormonas. Específicamente, el gluten pone estrés en las glándulas suprarrenales, lo que resulta en un desequilibrio hormonal.

Las glándulas suprarrenales están situadas en la parte superior de los riñones y son las responsables de muchas de las acciones de su cuerpo. Principalmente, le dan energía, mantienen su sistema inmunológico fuerte, mantienen tu peso, controlan la calidad del sueño, mantienen un estado de ánimo estable, mantienen a raya varias alergias, ayudan con el desequilibrio hormonal y más.

Además, como son las glándulas de amortiguación del estrés en tu cuerpo, esencialmente le ayudan a lidiar con el estrés diario produciendo hormonas. En el caso de que las glándulas suprarrenales se agoten, sus sistemas corporales comenzarán a descomponerse. Dejarán de funcionar normalmente, causando que no puedan repararse a sí mismos. Eso también hace que su cuerpo funcione lentamente, lo que conduce a la depresión, fatiga, pérdida de la libido, y más. Una vez que usted sufre a un estrés crónico, sus glándulas suprarrenales comenzarán a producir hormonas de estrés en lugar de hormonas sexuales.

Sin embargo, si tiene intolerancia al gluten, pero sigue comiendo alimentos que lo contienen, sus glándulas suprarrenales sufrirán de estrés crónico debido a una inflamación intestinal continua. Esto puede conducir a un agotamiento suprarrenal crónico que es un factor importante en ciertas afecciones como la artritis, depresión, fatiga, fibromialgia y desequilibrio hormonal.

Desafortunadamente, aunque la sensibilidad al gluten y el estrés que conlleva en las glándulas suprarrenales es algo común, rara vez se diagnostica. Debido a esto, mucha gente sufre ya que no se les hace un examen adecuado para esta afección.

¿Pero por qué exactamente se ven afectadas sus glándulas suprarrenales si sigue consumiendo gluten, mientras se mantiene sensible al gluten?

La respuesta es porque sus glándulas suprarrenales son muy sensibles a la inestabilidad del azúcar en la sangre. En caso de que se lo pregunte, un azúcar estable en la sangre se deriva de comer alimentos sanos y sin gluten. Si es intolerante al gluten, el gluten es básicamente veneno. Por lo tanto, el consumo regular de gluten puede crear un nivel inestable de azúcar en la sangre, lo que a su vez provoca un enorme estrés en las glándulas suprarrenales.

Dado que las glándulas suprarrenales son responsables de una amplia variedad de funciones corporales, la simple eliminación del gluten de la dieta no es suficiente para restaurar su función original. Tienen que ser "reajustadas" usando un programa dietético para ayudar a restaurar su salud original. Esto también explica por qué la mayoría de los individuos sensibles al gluten todavía padecen de los siguientes síntomas:

- Asma
- Fatiga
- Alergias
- Dolores y molestias articulares
- Enfermedades frecuentes
- Problemas de sueño
- Aumento de peso inesperado
- Migrañas

Como resultado, incluso si se le diagnostica una sensibilidad al gluten no celíaca y sigue una dieta libre de gluten, podría seguir sufriendo los síntomas provocados por el estrés suprarrenal si no encuentra un especialista que trabaje en la restauración de la salud y la función original de sus glándulas suprarrenales.

Señal 8: Frecuentes Cambios de Humor

Esto puede sonar sorprendente, pero su sistema digestivo es considerado literalmente como su segundo cerebro, y como tal, tiene la capacidad de influir en su estado de ánimo y comportamiento. Tanto tu cerebro como tu intestino trabajan juntos y están conectados a través del nervio vago.

Resulta que la concentración de serotonina, o el así llamado segundo cerebro, que se conoce como el neurotransmisor de la sensación de bienestar y que tiene un gran efecto en el estado de ánimo, es muy alta en el intestino. Esto podría explicar por qué muchos investigadores siguen encontrando una conexión entre el desequilibrio de las bacterias en el intestino y la depresión. Además, cada vez más personas empiezan a utilizar la nutrición para ayudar a tratar la enfermedad en lugar de medicamentos, que no parecen ayudar para nada.

He aquí otro hecho sorprendente: alrededor de 100 trillones de bacterias prosperan en su cuerpo - ¡eso es 10 veces el número total de sus células! Idealmente, la proporción entre las bacterias dentro de tu intestino es de 85% buenas y 15% malas. Por lo tanto, mantener la flora intestinal nutrida es importante para mantener la producción de serotonina en su nivel óptimo, lo que a su vez puede ayudar a proteger su salud mental.

Las bacterias intestinales se ven fácilmente afectadas por su estilo de vida. Comer muchos alimentos que contienen gluten y azúcar puede hacerlas sufrir. En general, el gluten, el azúcar y los alimentos procesados dañan la salud de su intestino destruyendo las bacterias buenas y nutriendo las bacterias malas.

Al consumir gluten regularmente, el número de bacterias buenas en el intestino disminuirá significativamente. Esto puede conducir a una serie de síntomas como mal aliento, hinchazón, diarrea, estreñimiento, infección por levaduras, caspa, eczema, psoriasis, dolor en las articulaciones y cambios de humor.

Esto también puede hacer que tienda a desear más comida rica en gluten. La mejor manera de resolver este problema y eliminar los cambios de humor es seguir una dieta sin gluten y eliminar completamente el gluten de su estilo de vida.

Señal 9: dramático aumento de peso

Aunque no hay pruebas de que la eliminación del gluten de la dieta pueda conducir a la pérdida de peso, seguir una dieta sin gluten puede incitarle a comer más alimentos no procesados, como frutas y verduras. Además, quienes siguen una dieta sin gluten tienen más probabilidades de elegir alimentos más saludables simplemente porque son conscientes de la importancia de leer las etiquetas de los alimentos.

Aparte de eso, ya ha sido confirmado por un estudio que el gluten puede provocar aumento de peso. El estudio, realizado por un equipo de investigación brasileño y publicado en el Journal of Nutritional Biochemistry (Revista de Bioquímica Nutricional) de enero de 2013, intentó examinar las diferencias entre las ratas alimentadas con gluten y las ratas que tenían una dieta sin gluten en términos de sus marcadores bioquímicos. Su objetivo era poner fin a la denominada controversia de la "panza de trigo" y confirmar si el gluten puede provocar o no un aumento de peso.

En el estudio, ambos grupos de ratas fueron sometidos a dietas con alto contenido en grasas. Sin embargo, una no tenía gluten mientras que la otra tenía un 4,5% de gluten en sus alimentos. Resulta que el grupo que no tenía gluten mostró una pérdida de peso significativa sin rastros de excreción de grasa lipídica.

Según el fundador de GreenMedInfo, Sayer Ji, en lugar de las calorías, el gluten es en realidad el principal factor de la obesidad. Además, el hecho de que ambos grupos hayan recibido dietas altas en grasas y que el grupo sin gluten haya experimentado una pérdida de peso sin excretar lípidos, también significa que las dietas sin grasas, con el objetivo de perder peso, son un fraude.

También recomienda evitar los alimentos ricos en gluten, especialmente el trigo, para averiguar si el consumo de gluten podría ser la causa subyacente de un aumento de peso inesperado.

Señal 10: Problemas Neurológicos

El consumo de gluten puede afectar negativamente a su sistema neurológico. Además, las personas que tienen la enfermedad celíaca y sensibilidad al gluten no celíaca han reportado síntomas como bruma cerebral, migrañas y neuropatía periférica.

Además, una serie de afecciones neurológicas como la ansiedad y la depresión también son comunes en las personas que son sensibles al gluten. Por último, hay indicios de que, en algunos individuos con enfermedades como el desorden bipolar y la esquizofrenia, estas pueden verse afectadas por el consumo de gluten. Sin embargo, todavía no hay pruebas sólidas sobre quiénes podrían verse afectados y si seguir una dieta libre de gluten puede realmente ayudarlos.

Un estudio reciente encontró que el 70% de los pacientes con sensibilidad al gluten tienen fobias sociales mientras que el 52% tienen depresión. Estas son básicamente las manifestaciones neurológicas relacionadas con la enfermedad celíaca y la SGNC. Sin embargo, también hay algunas otras.

Otro estudio realizado por investigadores italianos encontró que el 22,5% de los individuos que tienen sensibilidad al gluten tienden a experimentar depresión, migrañas, neuropatía y epilepsia. Se determinó que el sistema inmunológico jugaba un papel en el 42% de los pacientes ya que los investigadores pudieron detectar la reactividad de los anticuerpos a los antígenos neurales.

Curiosamente, aquellos cuyos anticuerpos reaccionaron a antígenos neurales no tuvieron ningún problema neurológico. Esto significa que dichos problemas a veces pueden tardar un tiempo en manifestarse. Además, si los pacientes siguieron una dieta tradicional sin gluten, los resultados siguieron revelando los mismos anticuerpos. Esto sólo significa que la simple eliminación de la cebada y el trigo no cambió la forma en que el sistema inmunológico respondió a la sensibilidad al gluten.

Las investigaciones también han demostrado los efectos del consumo de gluten en el cuerpo. En este caso, las personas con enfermedad celíaca y sensibilidad al gluten no celíaca desarrollaron una serie de síntomas que afectaron al sistema nervioso, como depresión, dolor de cabeza, convulsiones y más. Además, seguir la dieta tradicional sin gluten no eliminó los anticuerpos presentes durante las pruebas de seguimiento en los sujetos.

¿Tiene intolerancia al gluten?

Debe saber que la enfermedad celíaca sólo afecta al 1% de la población total. Además, algunos estiman que la intolerancia al gluten sólo está presente en alrededor del 0,5 al 13% de la población. Aunque las afecciones son raras, sus síntomas asociados son muy comunes y pueden tener varias causas potenciales. En pocas palabras, la intolerancia al gluten a menudo se la identifica erróneamente.

El problema se agrava aún más debido a las tendencias de la dieta que sugieren la eliminación del gluten de su estilo de vida ya que puede tener efectos adversos para la salud. Sin embargo, hay que tener en cuenta que hay muy pocas investigaciones que afirmen que la eliminación del gluten de una dieta resultará en beneficios para la salud de las personas que no son sensibles al gluten.

De todas formas, si quiere estar seguro, es mejor que consulte a su médico y que le diagnostiquen adecuadamente. Además, si empieza a experimentar uno o más de las señales mencionadas, debería hacerse un chequeo inmediatamente.

Capítulo 3 :
Compras sin Gluten

Cuando empieza a comprar sin gluten, puede ser un poco confuso y abrumador. Puedes entrar en pánico por perderse sus comidas favoritas. Puede parecerle que no hay nada que comer. Sin embargo, pronto descubrirá que no es así. No se perderá nada.

Encontrar alimentos deliciosos sin gluten es más fácil de lo que piensa. Es probable que encuentre algunas opciones de alimentos sabrosos que no haya considerado. Una vez que sepa a qué debe prestar atención, dominará el pasillo del supermercado como un profesional del gluten.

Además, si uno o más miembros de su familia son intolerantes al gluten mientras que el resto puede comer trigo, no prepare comidas separadas. Las comidas sin gluten NO son un castigo, y no se debe hacer sentir culpable o diferente a nadie que sufra de la enfermedad celíaca o intolerancia al gluten. Omitir el gluten en tu dieta es comer sano, y eso es algo que toda tu familia debería estar haciendo.

Tenga un plan

Su ida al mercado comienza con una lista. Ir de aquí para allá por los pasillos puede llevar a serias tentaciones. Los supermercados están deliberadamente diseñados para tentarle y atraerle a comprar cosas que no necesita. No quiere deambular al azar. Antes de salir de casa, aun antes de hacer la lista de las compras, planifique sus comidas.

No se acerque a la planificación de la comida negativamente, como sería, "Oh, no puedo comer pasta... pan... galletas". Comer sin gluten no se trata de restar y privarse. Se trata de comer mejor. Planifique las comidas que le gustan y piense en términos de sustituciones. Por ejemplo, ¿Cómo puede mejorar esta receta? si quiere preparar pasta, hágalo. Simplemente planee usar zoodles (fideos de calabacín) o pasta sin gluten en su preparación.

¿Tiene ganas de hornear algunas galletas para los niños? Todo lo que necesita hacer es sustituir la harina sin trigo en su receta. Discutiremos la sustitución más adelante en este libro. Uno o dos libros de cocina sin gluten le servirán de inspiración y le ayudarán a comprender lo deliciosas que pueden ser las comidas sin gluten. Son una excelente inversión.

Piense en términos de variedad. Cuanto mayor sea la variedad de alimentos que come, consume más nutrientes. Y no se olvide de las hierbas y las especias, la mayoría de las cuales son bastante nutritivas. Comprar sin gluten expandirá su mundo de alimentos.

Hay muchos lugares para comprar productos sin gluten. (¿No tiene suerte?). Hay supermercados a la vuelta de cada esquina, tiendas especializadas, tiendas naturistas, mercados de agricultores al aire libre y en línea. Por supuesto, tiene que estar dispuesto para todas estas opciones. Sin embargo, haga del supermercado su principal lugar de compras. Hay razones para ello.

En primer lugar, los productos sin gluten se estás poniendo de moda, y la mayoría de los mercados ahora ofrecen productos sin gluten o tienen un pasillo completo sin gluten. Es probable que la sección de delicatessen ofrezca varios artículos sin gluten. Al comprar en el mercado en forma habitual, no sentirá que está comprando "de manera diferente", y eso es importante desde el punto de vista psicológico. Usted no es diferente, simplemente es inteligente.

Por supuesto, cualquier mercado de agricultores, es un tesoro de productos saludables, así que definitivamente quiere estar allí siempre que sea posible. En cuanto a las tiendas especializadas de alimentos saludables y las compras en línea, mantenga eso en reserva como un valioso último recurso para cualquier producto que no pueda encontrar en las tiendas.

Ahora que ha planeado sus comidas, está listo para armar su lista de compras. Tenga en cuenta que los alimentos preparados y preenvasados suelen tener azúcares y gluten ocultos. Si no está seguro, contáctese con el fabricante para tener más detalles. Además de llevar su lista de la compra, también debería tener una lista de alimentos/ingredientes sin gluten para interpretar etiquetas difíciles.

Recomendamos que, si es posible, compre sin niños pequeños, cuyos pegajosos deditos alcanzan invariablemente el chocolate, las galletas y otros bocadillos sin ningún cuidado. Necesita mantener el control de la situación de la compra.

Usted en el supermercado

Bueno, está en el supermercado, llevando ese carrito de compras por el pasillo. ¿Y ahora qué?

Todos los supermercados tienden a estar dispuestos de la misma manera, por lo que es fácil evitar pasillos y las secciones "peligrosas". Cuando compra sin gluten, se pasa la mayor parte del tiempo dando vueltas por el perímetro de la tienda, y no por los pasillos.

La sección de productos frescos suele estar cerca de la entrada, así que allí es donde quieres dirigirte primero, para abastecerse de frutas y verduras frescas de la estación. Esta es una oportunidad para escoger productos que no haya probado antes y ampliar su selección de alimentos. Las ensaladas siempre son saludables, sabrosas y sin gluten, pero tenga cuidado con los crotones y los aderezos.

El pasillo del pan puede ser difícil y tentador. Tiene que renunciar a la mayoría de las ofertas de pan y buscar pan sin gluten. Sin embargo, incluso aquí debe tener cuidado. Todo lo que lleve la etiqueta "sin gluten" puede estar lleno de grasas y azúcares adicionales. Además de estudiar las etiquetas cuidadosamente, anote la fecha de caducidad. Los panes sin gluten suelen tener menos conservantes y pueden caducar más rápidamente.

Ha llegado a la charcutería. Se siente muy segura aquí, ya que los quesos no contienen gluten. Técnicamente, no lo tienen, pero muchos quesos bajos en grasa pueden contener rellenos a base de trigo. En cuanto a los embutidos, es probable que contengan rellenos a base de trigo. Más sobre esto más tarde, pero pregúntele a la persona detrás del mostrador antes de hacer cualquier compra.

Debería poder hacer buen uso de la sección de alimentos a granel. La buena noticia es que hay muchos tipos de harinas sin gluten y sin trigo para elegir. Las harinas sin gluten pueden funcionar y tener un sabor diferente al de las harinas normales, por lo que debería familiarizarse con la mejor manera de utilizar estas harinas. Un libro de cocina sin gluten puede ser muy útil para ayudarle a hacer los deliciosos postres que pensaba que no volvería a disfrutar.

Algunas de las harinas más populares, sin gluten y sin trigo son las siguientes:

1.   La harina de coco - una excelente harina para hornear

2.   Harina de maíz - hecha de maíz y utilizada en la cocción y el recubrimiento.

3.   Harina de avena - cuando está hecha de avena natural, la harina de avena no tiene gluten. Genial para galletas y para hornear.

4.   Harina de arroz integral, es fácil de digerir. Además, la pasta hecha con harina de arroz integral es

su mejor alternativa a la pasta estándar de harina blanca. También hay harina de arroz blanco, que no contiene gluten. Sin embargo, al tipo de harina de arroz blanco se le han sacado la mayoría de las vitaminas B y minerales importantes. No le hará daño, pero no tendrá el mismo valor nutritivo que con la harina de arroz integral.

5.	Harina de almendras - hecha de frutos secos saludables. La harina de almendras se puede usar en casi cualquier tipo de horneado.

6.	Harina de tapioca - esta no es realmente una harina para hornear o cocinar. Se usa frecuentemente como espesante para salsas y para crear un roux (mezcla de harina y grasa que se usa para ligar muchas de las salsas básicas).

7.	Harina de garbanzos - esta saludable harina contiene la fibra y los minerales necesarios. Se usa mejor para panqueques y wafles.

8.	Harina de sorgo - esta es una harina pesada. Cuando se usa en panadería, se combina frecuentemente con harina de tapioca.

9.	Harina de mandioca - esta harina contiene pocos nutrientes aparte de vitamina C, pero se puede utilizar fácilmente para hornear.

10.	Harina de amaranto - es una harina empacada con nutrientes que, como el sorgo, se puede mezclar con otra harina para hornear.

11. La harina de alforfón no es una harina, sino una semilla muy saludable. Genial para hacer panqueques.

12. Harina de teff - otra harina que se puede usar con otras harinas sin gluten para hornear.

13. Harina de grillo: está hecha de grillos asados, pero no deje que eso le impida probarla. Es rica en nutrientes y tiene un sabor a nuez.

14. Harina sin gluten para todo uso - está hecha de una combinación de las harinas anteriores y se puede usar para todo tipo de horneado.

Como puede ver, la cocina sin gluten le ofrece muchas opciones, y debería experimentarla para ver qué harina funciona mejor para usted. Las harinas hechas de coco o almendra pueden darles un delicioso sabor a sus productos horneados.

Una palabra de advertencia: Cuando las harinas se exhiben a granel, puede haber cierta contaminación cruzada cuando un cliente utiliza el mismo cucharón para embolsar harinas con gluten y sin gluten. Si eso es una preocupación seria, consiga su harina sin gluten en un mercado o en una tienda de alimentos saludables que tenga una sección separada para las harinas sin gluten, o pídala a través de Internet.
Usted y su carrito, que se ha llenado bastante, han llegado a la sección de productos lácteos. Tenga en

cuenta que todavía está deambulando por el perímetro del mercado en lugar de recorrer los pasillos.

La leche y los productos lácteos no contienen gluten, pero tenga cuidado con los aditivos. Los yogures y los helados pueden contener todo tipo de saborizantes, así que lea las etiquetas con cuidado. Y, como ya se ha dicho, cualquier artículo etiquetado como "dietético" o "bajo en grasas" es probable que contenga rellenos de gluten.

Si busca bocadillos, es probable que termine en uno de los pasillos. Revise las etiquetas de los ingredientes cuidadosamente. Como alternativa, prepare su sabroso bocadillo usted misma, mezclando granola sin gluten con nueces picadas o frutas secas.

Cuando llegue a la sección de carnes y pescados, se encuentra en una zona libre de gluten, excepto por las carnes preparadas y recubiertas, las cuales ha de ignorar. Concéntrese en las carnes y pescados magros para preparar comidas sabrosas y saludables.

Capítulo 4 :
Empezando con una vida sin gluten

Si está pensando en dejar el gluten para vivir más saludablemente, bien por usted. Es una excelente decisión. Si le han diagnosticado intolerancia al gluten, o peor aún, la enfermedad celíaca, es posible que se sienta frustrada y abrumada. ¿Por dónde demonios empieza? Tiene todo el derecho de preocuparse, porque su salud está en juego. Dejar el gluten es una obligación para usted. De usted depende que la experiencia sea lo más agradable posible.

El primer paso es informarse lo más posible, y el propósito de este libro es ayudarle a empezar. Sin embargo, esto es sólo el comienzo. Hable con un médico que esté bien informado y sea proactivo cuando se trata de dietas y salud; es decir, un médico que no se limite a escribir recetas.

Reúnase con un nutricionista capacitado que está familiarizado con la enfermedad celíaca. Él o ella puede proporcionarle una información detallada sobre su situación en particular y ayudarle a planificar comidas saludables para usted y su familia. Luego consulte los grupos de apoyo para celíacos en su área. Los miembros han experimentado las mismas frustraciones por las que usted está pasando ahora y la entenderán.

También tiene que convertirse en una experta en productos. El trigo puede esconderse en los lugares más inesperados, especialmente en los alimentos preparados. Lea las etiquetas, y si tiene alguna pregunta, llame a la compañía y solicite detalles de los ingredientes. Tiene todo el derecho a saber qué entra en su cuerpo.

Una Cocina Sin Gluten

Una vez que sepa qué alimentos traer a la casa (tenga en cuenta que los alimentos frescos siempre son los mejores), debe preparar la cocina para evitar la contaminación cruzada.

Ya hemos mencionado que es mejor que toda la familia disfrute de platos sin gluten en lugar de preparar una comida por separado. En caso de que no lo haga, debe dedicar productos especiales para el hogar a su cocina sin gluten. Estos incluyen ollas, sartenes, tabla de cortar y utensilios. Limpia la tostadora para quitar las migas de trigo. El gluten puede adherirse a estos artículos y causar contaminación cruzada.

Empiece su viaje sin gluten desde cero. Si toda la familia está involucrada, como debe ser, saque y tire del congelador del refrigerador y de los armarios los alimentos que contenga gluten y reemplácelos por equivalentes sin gluten. Puede parecer abrumador tirar sus rosquillas, pastas y galletas favoritas, pero una vez que aprenda a preparar alternativas sin gluten, no las echará de menos. Es muy posible que prefiera las sabrosas comidas y tentempiés sin gluten.

Si otros miembros de la familia siguen una dieta llena de gluten, ubique sus alimentos en un área separada y reservada para ellos. Después de preparar sus comidas, asegúrese de limpiar a fondo cualquier superficie afectada.

Limpiar el Cuarto de Baño

Para cualquiera que se inicie en la vida sin gluten, puede ser una sorpresa que la cocina no sea la única habitación de la casa llena de peligros potenciales.

Su baño puede estar lleno de gluten que puede afectar negativamente su intolerancia al gluten. Muchos cosméticos y artículos de higiene ordinarios contienen trigo. De hecho, el trigo es un exfoliante favorito para el rostro y el cuerpo y puede encontrarse en cualquier número de lociones y limpiadores.

Lea cuidadosamente las etiquetas de los siguientes productos de baño:

- Jabones y geles
- Exfoliantes faciales
- Champú
- Lociones para la piel
- Pasta de dientes
- Lápiz labial
- Laca para el cabello

Muchos de estos productos se denominan "naturales" u "orgánicos" debido al contenido de trigo. Si necesita reemplazar algún producto, busque productos que contengan manteca de karité o aceites como el de coco o el de jojoba, que son excelentes humectantes.

Por suerte, hay varias líneas de cosméticos que se especializan en productos sin gluten. vaya a internet para obtener información específica.

Además, si es intolerante al trigo, tenga cuidado de no besar a alguien que lleve lápiz labial que pueda contener trigo. Regla de oro: si conoce a alguien lo suficiente para que se besen, debe tener suficiente confianza como para explicarle su intolerancia al trigo y hacer que revise sus cosméticos.

Usted y el Alcohol

La buena noticia es que no tiene que dejar el alcohol para disfrutar de una vida sin gluten. Debe tener cuidado con la cerveza, los productos destilados y cualquier bebida de malta.

Sin embargo, puedes disfrutar de bourbon, ginebra, tequila, ron, coñacs, vodka y vino.

El Gluten y su Botiquín

Si bien no hay cura para la enfermedad celíaca, es posible que esté tomando medicamentos para otros problemas. Si bien puede hablar de los medicamentos con su médico, los médicos no siempre están informados sobre medicamentos específicos y sus ingredientes. Lo mejor que puede hacer es hablar con el farmacéutico y explicarle su situación. Siempre es mejor estar informado y ser precavido.

Varios productos farmacéuticos contienen almidón de maíz, patata y trigo. Las leyes relativas al etiquetado de los productos farmacéuticos pueden ser confusas. Las empresas no están obligadas a indicar el tipo de almidón que utilizan. Lo mejor es pecar de precavido, ya que un medicamento equivocado puede provocar problemas abdominales, diarrea y otros síntomas. ¡No querrá que sus fármacos le enfermen!

Si tiene alguna duda sobre el medicamento que está tomando, pida al farmacéutico que llame al fabricante, o llame usted mismo a la compañía. Tiene derecho a saber cómo se fabrican sus productos.

Mientras esté con su servicial farmacéutico, pregúntele sobre suplementos y vitaminas. Dado que la enfermedad celíaca dificulta la absorción de nutrientes (más sobre eso en otro capítulo de este libro), debe tomar suplementos para compensar la pérdida y ayudar a aliviar la deficiencia de nutrientes.

Despensa sin gluten

Cuando come sin gluten, es importante tener una despensa bien surtida. De lo contrario, los invitados inesperados o volver a casa con hambre y con ganas de cenar ya, o simplemente, los antojos humanos pueden hacer que levante las manos con desesperación y diga "¡Bien, pediremos pizza!"

Si no quiere que suceda eso, necesita estar preparada con una despensa bien surtida. Debe tener a mano todos los ingredientes para una deliciosa comida sin gluten a mano cuando sea necesario.

A veces, todos nosotros recurrimos a la comida preparada por comodidad. Eso está bien, siempre y cuando la comodidad sea saludable y nutritiva.

Para un desayuno rápido cuando tenga prisa, tenga a mano un recipiente con trigo sarraceno sin gluten. Pruébelo con un huevo escalfado para empezar la mañana.

Tenga panes sin gluten a mano para un sándwich que la satisfaga en el almuerzo.

Para una cena sabrosa, asegúrese de tener suficientes harinas sin gluten, arroz integral, tortillas de maíz sin gluten para preparar platos de carne y verduras. Eche un vistazo a las pastas sin gluten en línea.

Los bocadillos pueden ser difíciles. Cuando los niños llegan a casa de la escuela y traen a sus amigos, necesita plan. Prepárese para servir palomitas de maíz, galletas y queso sin gluten, mezcla de frutos secos o rodajas de plátano con mantequilla de cacahuete en cualquier momento.

Alimentos Necesarios en su Despensa

Además de productos frescos, carnes magras y pescado, hay ciertos artículos que siempre deben estar en sus estantes. Notará que muchos de ellos son para sazonar y hacer más sabroso un plato antes de cocinarlo. Realmente nunca deberían estar sin:

- Ajo
- Arroz, quinua y patatas
- Muchos tipos diferentes de harinas sin gluten
- Un aceite de oliva de buena calidad y otros aceites, como el de coco.
- Unos pocos vinagres de muy buena calidad
- Variedad de lentejas y frijoles, preferiblemente del tipo seco
- Variedad de caldos, como los de carne, pollo y pescado, preferiblemente caseros.
- Variedad de nueces y semillas
- Mostaza
- Variedad de especias para sazonar sus platos
- Hierbas frescas
- Salsa Tamari (una salsa de soja sin gluten)
- Crema agria
- Queso parmesano
- Huevos
- Yogures (lea las etiquetas antes de comprar)
- Latas de atún
- Setas secas
- Tomates en lata (ver etiqueta)
- Tomates y chiles asados al fuego para agregarle fuego.

Hay muchos otros alimentos que pueden estar en su cocina, pero estos elementos esenciales deberían permitirle preparar una comida saludable y sin gluten en cualquier momento.

Capítulo 5 :
Cenar Afuera y Ser Sociable

A veces, puede parecer que cambiar sus hábitos alimenticios para eliminar el gluten de su vida es lo peor que le puede suceder. Pero entonces, a medida que descubre un mundo de alternativas saludables y empieza a comer alimentos que ni siquiera había considerado, se relaja y disfruta de todos los beneficios.

Sin embargo, hay un aspecto de estar libre de gluten que puede poner nervioso incluso a los veteranos experimentados. Comer en algún lugar que no sea el hogar. Manejar el comer afuera, ya sea sola o con amigos, puede ser abrumador. ¿Y cómo se las arregla con las invitaciones a cenar? El hecho es que otras personas pueden no entender por lo que está pasando.

Sin embargo, a menos que quiera convertirse en un ermitaño, tendrá que socializar. Somos seres sociales, y necesitamos estar cerca de otras personas.

Este libro le ayudará a superar los desafíos de comer afuera convertirse en una mariposa social sin preocupaciones.

Primero, no debe esperar que otras personas se amolden a su estilo de vida. Algunos pueden no darse cuenta, otros simplemente no saben qué hacer y preparan inocentemente un plato que creen que puede comer. Comprenda que es su responsabilidad, dondequiera que esté, seguir tu dieta sin gluten. No puede ni debes confiar en los demás.

¿Qué hay para cenar?

Es una grosería decirle a su anfitrión o anfitriona que no puede comer la lasaña y que deberían tener algo más para usted. Repetimos: no espere un recibimiento especial. Sin embargo, es perfectamente aceptable preguntar simplemente qué están sirviendo.

Explique cortésmente que la razón de su consulta es que tiene una restricción en su dieta. Tal vez el huésped le dé cabida; tal vez no. Pero saber en qué se está metiendo le ayudará a estar preparada. Puede comer antes de salir para el evento y luego simplemente seleccionar algunas verduras sin llamar la atención.

¿Y si su anfitrión le prometió preparar una comida sin gluten, pero resulta que no tiene ni idea de lo que esto implica y acaba con un pollo frito cubierto de harina? De nuevo, es una buena idea comer antes de ir, a pesar de las promesas del anfitrión. Entonces, cuando se une a los invitados reunidos, puede concentrarse en divertirse en lugar de centrarse en la comida. Y no le ponga mala cara al anfitrión. Él o ella tenía buenas intenciones, pero no sabía nada mejor que servir algo empanado.

Si conoce bien al anfitrión, o si es un familiar, pregúntele si puede traer tu propio plato que se adapte a su dieta. Muy pocas personas se ofenden por tal solicitud.

Habrá momentos en los que ni usted ni el anfitrión tendrán suficiente control del menú, como cuando se trata de una gran celebración con servicio de comida. En tal caso, ni siquiera mencione su dieta. Llénese de comida saludable antes de ir. Hay muchas posibilidades de que en el evento haya verduras, ensalada o un trozo de carne que pueda disfrutar. En caso de duda, pregunte sigilosamente al personal encargado del servicio de comida.

A medida que se vaya liberando del gluten, cambia su forma de socializar pasa a divertirse con la gente en lugar de centrarse en la comida.

Usted es el anfitrión

Probablemente la mejor manera de socializar y mantener el control de su dieta es que usted sea el anfitrión. Esto no sólo aliviará sus preocupaciones, sino que es una gran oportunidad para educar a sus amigos y familiares. Cuando pregunten por un plato que les gusta, dígales que no tiene gluten.

Es probable que esto estimule su interés y genere preguntas sobre los beneficios de comer sin gluten. Aproveche ese momento para ilustrar y educar a tus amigos. ¿Quién sabe? Puede que haga algunos conversos.

Encontrar un restaurante

Hemos hablado de llamar a los restaurantes y hacer las preguntas adecuadas. Afortunadamente, el número de restaurantes sin gluten está aumentando. En cuanto a los restaurantes "normales", su mejor opción es uno con un menú amplio y variado que siempre tendrá un simple bistec y verduras al vapor.

Ciertos tipos de restaurantes tienen más probabilidades de ser más seguros para usted que otros.

1.	Es probable que los restaurantes de barbacoa se centren en la carne y las patatas. Las salsas de barbacoa no suelen contener gluten, pero no dude en preguntar.
2.	No descarte los restaurantes de comida rápida. Lo bueno de ellos es que publican el contenido nutricional de toda su comida. Las patatas fritas, una ensalada o un poco de chile deben ser seguros para comer.
3.	Los restaurantes orientales como el indio, el tailandés o el vietnamita tienen fideos de arroz como parte estándar de su menú.
4.	Los restaurantes de carne y mariscos son otra buena apuesta. Carne, pescado, patatas y una verdura pueden ser una excelente comida sin gluten.

Sólo manténgase alejado/a de cualquier cosa empanada.

Hacer Amigos que viven sin gluten

Si se une a un grupo de apoyo para comer sin gluten en su zona, estará rodeado/a por un grupo completo que le apoya y conoce bien la alimentación sin gluten. Eso hace que comer y socializar sea un placer sin preocupaciones.

Capítulo 6 :
Evitar las Trampas de los Productos sin Gluten

No sólo la gente con la enfermedad celíaca es la que opta por una dieta libre de gluten. Según la Clínica Mayo, el 72 por ciento de las personas que se liberan del gluten lo hacen por recomendación de un nutricionista o de un médico. Afortunadamente, la profesión médica ya no ignora el hecho de que el "nuevo" trigo procesado no tiene nada que ofrecernos en términos de salud y bienestar y puede estar causando diversos daños.

Pero pasarse al bando de los sin gluten sin suficientes datos puede resultar contraproducente. A menos que se tomes el tiempo para informarse, es probable que siga sintiéndote no tan bien como podría. Cuanto más sepa sobre el gluten, dónde se encuentra y qué hace, mejor se sentirá. La vida sin gluten puede ser un desafío, y el conocimiento es su mejor aliado. Si su intestino delgado está dañado, incluso los pequeños errores pueden causar un contratiempo e impedir la recuperación.

Uno de los mayores obstáculos es que el gluten puede esconderse en los lugares más inesperados. Estar libre de gluten no es sólo una cuestión de abstenerse de los productos de trigo. Lea cuidadosamente las etiquetas o haga preguntas, porque el gluten puede encontrar su camino en los siguientes alimentos:

1.	La granola se promociona como un alimento saludable, pero muchas están hechas de avena con gluten. Lea la etiqueta primero.

2.	Ciertos tipos de patatas fritas tienen vinagre de malta (trigo).

3.	La carne no tiene gluten, pero tenga cuidado con las carnes procesadas, como los embutidos, los salchichas, salame y paté de hígado, ya que se procesan con granos.

4.	Las sopas enlatadas pueden contener cebada o trigo como agente espesante. De nuevo, lea todas las etiquetas.

5.	Las tortillas de maíz generalmente no contienen gluten, pero a algunas le añaden trigo.

6.	Revise todos los aderezos y marinadas para ensaladas.

7.	Ciertas "carnes" vegetarianas, como hamburguesas, salchichas o tocino, pueden contener gluten.

8.	Algunos restaurantes "inflan" sus huevos revueltos con masa de trigo. En caso de duda, pregúntele al camarero.

Además del gluten oculto, otro problema para iniciar una dieta sin gluten es que puede que no esté recibiendo todos los nutrientes necesarios. Según un estudio publicado en la revista Clinical Nutrition (Nutrición Clínica), es probable que los consumidores de alimentos sin gluten tengan deficiencias en vitaminas D y B, zinc, magnesio, ácido fólico, hierro y calcio.

La deficiencia aumenta si se sustituye el pan, la pasta, etc. sin gluten por versiones con gluten de estos productos. Si bien los alimentos sin gluten pueden ser útiles y prácticos, muchos de ellos se procesan con azúcares y grasas añadidas, y no están "fortificados" con vitaminas adicionales como suelen estar los alimentos de harina blanca.

Las versiones sin gluten de cualquier alimento no le harán enfermar, pero debe tener mucho cuidado.

Asegurarse una vida rica en nutrientes no es difícil para nada. Aumente las raciones de verdura y fruta a cinco al día y añada harina de quinua y amaranto a su dieta. Las frutas y verduras añadidas también le proporcionarán la fibra que necesita.

Para asegurarse de que obtiene todas sus vitaminas y minerales, coma muchos de los siguientes alimentos:

1.	Los frijoles, los guisantes y las legumbres son una excelente fuente de tiamina.
2.	Las espinacas y la soya proporcionan riboflavina
3.	El aguacate, el pollo, el brócoli y el salmón contienen niacina.
4.	Las verduras, las espinacas, los espárragos, el brócoli y la lechuga son una fuente de ácido fólico y magnesio.
5.	Para añadir hierro, coma carne y lentejas.
6.	Los frutos de mar, especialmente el salmón, proporcionan vitamina D.

La enfermedad celíaca, que puede dañar el intestino delgado, puede dificultar que el cuerpo absorba todos los nutrientes necesarios. Hable con su médico o farmacéutico sobre la posibilidad de tomar un suplemento. Para obtener todos los nutrientes posibles de los alimentos que consume, aumente la ingesta de frutas y verduras crudas en lugar de cocerlas. Elija una amplia variedad de productos que incluyan tantos colores como sea posible.

Otra razón por la que puede que no esté viendo el esperado progreso en su dieta sin gluten es que el daño en el intestino delgado es tan severo que incluso los granos permitidos como el arroz o el maíz pueden seguir siendo un problema. Los frutos secos, aunque no tienen gluten, también son difíciles de digerir. Si sigue teniendo problemas gastrointestinales, consulte a su médico.

Tal vez desee esperar hasta que su intestino delgado se haya recuperado lo suficiente antes de disfrutar de esos alimentos. Intente abstenerse de todos los granos y frutos secos, incluso los permitidos, hasta que su intestino delgado vuelva a funcionar normalmente. Esto puede llevar un tiempo, así que tenga paciencia. Quiere que el intestino se cure, ¿no?

Además, si bien los productos sin gluten pueden ser útiles, demasiadas empresas se están lanzando a la tendencia de los productos sin gluten. Muchos de estos productos están sobre procesados y llenos de azúcares y grasas y pueden llegar a parecerse a cualquier otro alimento procesado. Una mejor solución es invertir en unos pocos libros de cocina sin gluten de buena reputación y preparar sus comidas desde cero.

Viajar sin Gluten

No quiere drama adicional cuando viaja, pero ¿cómo se supone que va a controlar su dieta cuando está de viaje? Mucha gente que sigue una dieta sin gluten se deshace de sus hábitos alimenticios debido a una mala planificación. Como siempre, la preparación es la clave del éxito.

Si está conduciendo, es mejor evitar esos esos lugares para comer en las carreteras. Simplemente empaca una hielera con sándwiches en pan sin gluten. Para los bocadillos y para los niños, asegúrese de tener suficientes nueces, queso, frutas (incluyendo frutas secas) y galletas sin gluten. Empaca los mismos alimentos para los viajes en avión y las largas esperas en el aeropuerto. Puede comprar con confianza la mayoría de los tipos de patatas fritas (con la excepción del las de sabor a vinagre de malta) en cualquier puesto de periódicos del aeropuerto.

Averigüe si hay algún restaurante sin gluten en su ruta de viaje.

Capítulo 7 :
Obstáculos emocionales por tener la enfermedad celíaca

Un diagnóstico de enfermedad celíaca puede parecer abrumador. Está perfectamente bien sentirse trastornada. La enfermedad celíaca es seria, y necesita que se la trate. Sin duda, se sentirá conmocionada por el diagnóstico. Su primera reacción puede ser la negación.

¡Esto no le puede estar pasando! Todo lo que puede sentir es una aplastante frustración y rabia por la injusticia de todo. Estas son reacciones perfectamente normales. No hay razón para que niegue sus sentimientos. Sienta lo que necesita sentir. Después de todo, este diagnóstico cambiará una gran parte de su vida.

En algún momento, necesita llegar a la aceptación. Se ha sentido enferma/o y miserable durante tanto tiempo, que quiere sentirse mejor. Esta es su oportunidad. Por lo tanto, depende de usted estar decidido/a a lidiar con la situación.

No se equivoque. Esto puede no ser fácil, especialmente si la decisión de no consumir gluten no es suya. Por eso el diagnóstico de la enfermedad celíaca puede ser tan difícil de aceptar:

1.	Muchas de nuestras interacciones sociales giran en torno a la comida. Tiene todo el derecho a preguntarse cómo cambiará esto una vez que se libre del gluten.

2.	La familia y los amigos pueden no entender su situación. Tal vez algunos de ellos le digan que la supere. Puede que se le acuse de tener un desorden alimenticio. "Son solo las tostadas y huevos revueltos. ¡Come, por el amor de Dios!" Esta falta de apoyo sólo hace que una situación difícil sea aun más difícil.

3.	Saber que tendrá que renunciar a algunos de sus platosfavoritos puede producir una ansiedad comprensible. Hay mucho de verdad en la frase "comida reconfortante". Ciertos alimentos nos consuelan. Después de su diagnóstico, se da cuenta de que sus opciones serán limitadas. Tiene ciertos platos favoritos que tal vez ya no pueda disfrutar. Es como perder a un amigo.

4.	Necesitará hacer algunos cambios en su vida. Dependiendo de cuan bien que reaccione al cambio, eso también puede provocar ansiedad.

5.	Tendrá que seguir nuevas reglas, y eso no siempre es fácil. Solía tener el control de sus hábitos alimenticios. ¡Ahora tiene que seguir las reglas de otro!

6.	No se conoce ninguna cura para la enfermedad celíaca. Todo lo que puede hacer es aliviar los síntomas cambiando sus hábitos alimenticios. Sí, la celiaquía es algo con lo que tendrá que vivir para siempre.

7.	Todos a su alrededor están comiendo galletas Oreo y devorando bollos de hamburguesa. Se siente solo y aislado.

8.   Un problema importante para los celíacos es que desarrollan un estilo de vida sin gluten, se mantienen en él y después de un tiempo se sienten mucho mejor. Allí es cuando pueden comenzar los ruidos en el cerebro. "Ya estoy bien. Puedo comer esa rodaja de pizza o galleta". "La abuela preparó esto especialmente para mí. Tengo que comerlo." Este puede ser uno de los períodos más difíciles con los que tendrá que lidiar. Está tan tentado... sólo una rebanada.

Es crucial resistir la tentación. Se sientes mejor porque ha eliminado el gluten de su dieta. Recuerda lo miserable que te sentías antes de tu nueva dieta. No de marcha atrás que le obligará a empezar de nuevo. Está exactamente dónde quiere estar. Siga adelante.

Cuando está tentado de hacerse trampa

A veces, el impulso de engañarse, sólo un poco, puede ser abrumador. Esto es especialmente cierto cuando surgen ocasiones especiales. Muchos de nuestros recuerdos de las vacaciones están ligados a la comida.

El problema es que no existe tal cosa como hacerse "un poco" de trampa cuando tiene la enfermedad celíaca. Incluso una cantidad minúscula de gluten puede afectar al sistema inmunológico. Así que no es cuestión de un solo bocado". Para alguien con la enfermedad celíaca, cualquier mordisco es demasiado. Incluso las personas que "sólo" son sensibles al gluten pueden verse gravemente afectadas por una pequeña cantidad.

El gluten puede hacer que haya fugas por el intestino delgado, lo que puede hacer que las toxinas se desparramen por el cuerpo y provoquen inflamaciones.

Considere seriamente si la deliciosa pila de panqueques de mamá vale esto. Este libro pretende ayudarle a tomar buenas decisiones.

El caso más grave de engañarse es el de las personas sensibles al gluten que no muestran síntomas negativos inmediatos. Pueden seguir haciéndose trampas y el intestino se está dañando, aunque no lo saben hasta que su sistema ~~auto~~inmune se ve afectado negativamente. Si ha estado expuesto al gluten, hágase una prueba de laboratorio antes de que el daño causado sea irreversible.

Los antojos pueden aparecer en cualquier momento. Pueden ser difíciles de manejar, pero usted es quien los controla. Como un alcohólico, tómelos un día a la vez. Puede ser que en este momento quiera ese trozo de pastel más que la vida misma. Sólo tiene que superar el momento. Si es posible, aléjese. Comprenda que el antojo no será tan grande al día siguiente. Repetimos: manejar los antojos un día a la vez y mantener el control.

También necesita entender qué alimentos desencadenan sus antojos. ¿Ir a la casa de mamá y hacer que le prepare todas sus comidas favoritas de la infancia? ¿Salir con amigos a comer pizza es demasiado difícil de manejar?

Si no puede evitar los desencadenantes (realmente no puede evitar ver a mamá), aprenda a manejarlos. Hable con su mamá sobre la enfermedad celíaca y cómo preparar opciones que no contengan gluten; o traiga las suyas. Descubra pizzerías con selecciones sin gluten y convenza a sus amigos para que vayan allí. Recuerde que hacerse trampa siempre es una opción. Usted mismo haga buenas elecciones.

Asumir el control de sus Sentimientos

No nos engañemos. Saber que padece de la enfermedad celíaca puede causar episodios de melancolía y depresión. Cuando empieza a sentirte deprimido, es hora de cambiar sus sentimientos en vez de obsesionarse con la comida. A continuación, encontrará algunas formas de sentirse mejor y disfrutar de una mejor calidad de vida.

1.   La depresión puede hacer que se aparte, pero lo que necesita es acercase. Tenga al menos una persona con la que pueda hablar de lo que le está pasando sin preocuparse por los jucios que se hagan. Puede ser un de sus padres, un hermano, uno de sus mejores amigos, alguien que tenga la enfermedad celíaca o un profesional. El simple hecho de sentirse comprendido puede levantarle el ánimo enormemente.

2.   En lugar de alejarse, involúcrese más con la gente. Acérquese a alguien que esté pasando por un momento difícil. Encuentre una asociación que valga la pena donde pueda ser voluntario y cambie las cosas. Todo el mundo se enfrenta a algo. Saber eso le hará sentirse menos solo.

3.	Aunque una mascota no reemplazará a otras personas, puede ayudarle a sentirse menos solo.

4.	Descubrir un nuevo hobby o interés para alejar su mente de la comida. Tomar una clase, unirse a un gimnasio, involucrarse en su comunidad puede ser muy energizante. La vida tiene mucho que ofrecer como para que todo gire sobre la comida.

5.	Si determinadas personas no comprenden su situación o tal vez lo/la acusan de reaccionar exageradamente, considere si estas personas deben permanecer en su vida. ¿Qué es exactamente lo que le están aportando?

6.	Elimine de su vida tanto estrés como sea posible. Considere la posibilidad de practicar meditación durante media hora diaria. Busque un asiento cómodo, cierre los ojos y concéntrese en su respiración mientras inhala y exhala. Esto relajará su mente y su espíritu.

7.	La naturaleza parece ser la mejor medicina de todas. Si vive en una ciudad, busque un parque y camine por él, disfrutando de lo que la naturaleza tiene para ofrecerle. De un paseo durante la hora de almuerzo. Si vive en el campo, la comunión con la naturaleza es aún más fácil. Es cierto que la luz del sol ilumirá el día.

Capítulo 8 :
El gluten, el TDAH y el autismo

El TDAH, el trastorno por déficit de atención e hiperactividad, está en aumento. Es difícil de diagnosticar (y tratar), pero como su nombre lo indica, implica el grado de hiperactividad en los niños. La conexión entre la enfermedad celíaca y el TDAH todavía se está estudiando, pero los médicos y los padres han notado que ambos están relacionados con las alergias y/o la intolerancia a los alimentos. Curiosamente, alrededor del 70 por ciento de los que padecen TDAH tienen sensibilidad al gluten.

Sabemos que el lóbulo frontal del cerebro, que está a cargo de la memoria y la planificación de la actividad, está dañado en las personas con TDAH. También se sabe que el gluten puede afectar esa misma área del cerebro. Por lo tanto, más y más investigadores y médicos están tratando el TDAH omitiendo el gluten de la dieta.

Los niños con TDAH reaccionan de forma diferente cuando se elimina el gluten de su dieta. Pero los resultados han sido bastante increíbles. Los niños se han vuelto menos hiperactivos y la confusión mental ha disminuido. En cada estudio, los investigadores encontraron que, en todos los casos, el dejar el gluten resultó en una mejora de la función cerebral.

Cuando se estudió la conexión entre el autismo y el gluten, dos tercios de los niños mostraron mejoras una vez que dejaron de comer con gluten. Todavía están trabajando para conectar los dos factores, pero los resultados los han asombrado. No lo pueden negar.

Por supuesto, uno de los retos para los padres, son los pequeños quisquillosos con la comida. Algunos niños son extremadamente inflexibles con lo que van a comer y a las comidas a las que no se acercarán. Puede que sólo coman un tipo de comida o incluso comida de un determinado color. Los niños con TDAH también pueden reaccionar negativamente al azúcar, por lo que los padres deben eliminar ambos de su dieta.

En un estudio realizado en 2006, se examinó a 132 participantes para detectar la enfermedad celíaca y el trastorno en la concentración. Posteriormente, los participantes recibieron una dieta libre de gluten durante seis meses. Cuando los investigadores los revisaron después de ese lapso, encontraron que muchos participantes con enfermedad celíaca no diagnosticada también tenían TDAH. Concluyeron que una dieta libre de gluten podría beneficiar a esos participantes.

Los que sufren la enfermedad celíaca se quejan de muchas molestias similares: síntomas como los que padecen del TDAH. Estos pueden incluir dolores de cabeza, dificultad para concentrarse, dolor abdominal y otros. Los investigadores han notado tal superposición de síntomas que algunos creen que cualquiera que se haga a la prueba de la enfermedad celíaca debería someterse automáticamente a un examen para detectar el TDAH.

Por supuesto, no todas las personas con TDAH sufren de enfermedad celíaca, pero pueden beneficiarse de una dieta sin gluten. La razón es que una dieta libre de gluten, si se cumple adecuadamente, debería ser más rica en nutrientes que la dieta promedio. Esto significa que una persona con TDAH que siga una dieta sin gluten comerá menos alimentos procesados y consumirá más carnes y pescados saludables, y cómo resultado verá que los síntomas mejoran.

Con mucha frecuencia, cuando los niños con TDAH van a la escuela, la dieta libre de gluten se deja de lado por ser insostenible. A estos niños les resulta difícil quedarse quietos durante largos períodos de tiempo. Esto los obliga a volver a tomar medicamentos. Varios padres han resuelto los problemas reinstaurando una dieta sin gluten (sí, es difícil controlar a los niños cuando están en la escuela). Los padres han descubierto que los niños mejoraron lo suficiente como para reducir considerablemente sus medicamentos.

Libre de gluten y autismo

Hasta ahora, ha habido muy poca investigación sobre el autismo y las dietas sin gluten. El autismo es un trastorno del cerebro que puede dificultar que un niño se comunique y socialice.

Los investigadores de la Universidad de Stony Brook estudiaron 59 niños diagnosticados con autismo y 44 de sus hermanos no autistas. La familia de los niños debía registrar toda su ingesta de alimentos y tomar muestras de las heces.

Los investigadores encontraron que casi la mitad de los niños autistas y el 30 por ciento de los hermanos no autistas sufrían de trastornos gastrointestinales. Estas cifras son mucho más altas que las encontradas en la población general de niños. Dado que los problemas gastrointestinales afectan al intestino delgado, los investigadores han llegado a la conclusión de que una dieta sin gluten puede ser beneficiosa.

Si su hijo sufre de AHDH o autismo, hable con su pediatra sobre la posibilidad de una dieta sin gluten. Si bien es necesario realizar más estudios, poner a su hijo en una dieta saludable sin gluten no le hará daño, y podría ayudar. Asegúrese de comentar cualquier cambio específico en la dieta con el médico de su hijo.

Cuidado con el chocolate

A los niños les encanta el chocolate, y usted no quiere privarlos de ellos. La buena noticia es que usted y los niños no tienen que renunciar a su dulce favorito en su dieta sin gluten. Sólo tiene que elegir la barra de chocolate adecuada. Algunas están libres de gluten, otras no.

El problema no es el chocolate, ya que el grano de cacao es naturalmente no contiene gluten. Sin embargo, la mayoría de las barras de caramelo añaden un número de ingredientes, y eso es lo que hay que tener en cuenta. Una regla general es que cuantos más ingredientes haya en una barra de chocolate, mayores serán las posibilidades de que tenga un subproducto del trigo.

Las barras de chocolate que contienen una galleta están fuera de los límites. Las bolas malteadas de chocolate están hechas con malta y contienen gluten.

Los chocolates con leche como la Barra de Chocolate con Leche de Hershey están hechos con leche y no tienen gluten.

Cuando se trata de chocolate blanco, tiene que leer las etiquetas. Generalmente, el chocolate blanco se hace con azúcar y manteca de karité y no contiene gluten. Pero eso no se aplica a todas las marcas de chocolate blanco. El chocolate blanco Lindt contiene gluten, mientras que el Ghirardelli no.

Aunque muchos fabricantes de chocolate hacen chocolate sin gluten, utilizan el mismo equipo para fabricar sus chocolates con gluten sin limpiar las máquinas, con lo que se arriesgan a la contaminación cruzada.

Sin embargo, los amantes del chocolate pueden relajarse. En el mercado, hay un número de chocolates seguros, sin gluten:

• Alter Eco - casi todos sus chocolates de primera calidad están libres de gluten.
• El chocolate con leche de Nestlé no tiene gluten
• Chocolate Dove - estos chocolates no contienen gluten.
• Chocolate Enjoy Life - Estas barras de chocolate se fabrican en equipos sin gluten y están totalmente libres de gluten.

- Hershey's - Los famosos Hershey Kisses y el chocolate con leche Hershey no tienen gluten. Sus otros dulces pueden contener gluten.
- El Chocolate Scharffen Berger hace barras de chocolate negro y con leche sin gluten.
- Vosges Haut Chocolate hace chocolates con algunos sabores interesantes, la mayoría de los cuales no tienen gluten. Verifique la etiqueta. Para evitar que su hijo se sienta tentado por el chocolate cuando esté entre amigos, meta en su bolso unos pocos graticantes Hershey's Kisses.

Capítulo 9 :
Adaptar su dieta a una libre de gluten

Una vez que se libere del gluten, podrá seguir disfrutando de los mismos platos que siempre le han gustado. Como ya se ha dicho, no estás renunciando a nada; estás añadiendo una mejor salud a tu vida. Sólo tienes que ser creativo en las técnicas de preparación. Ten en cuenta que casi cualquier plato puede hacerse sin gluten.

Hornear sus Golosinas favoritas de forma de evitar el gluten

Al principio de este libro, le prometimos que podría saborear sus galletas, pasteles y tortas favoritas en una dieta sin gluten. El uso de harinas sin gluten puede ser un desafío, pero aun así es posible crear deliciosas golosinas para usted y tu familia. Aquí tiene algunos consejos para convertir sus dulces con gluten en sin gluten:

1.   Cuando use harina sin gluten, aumente el polvo de hornear y el bicarbonato de sodio en un cuarto. Si una receta estándar requiere una cucharadita de bicarbonato de sodio, use una cucharadita y un cuarto.

2.   La harina sin gluten puede desmoronarse. Por lo tanto, hacer versiones más pequeñas de tus galletas habituales, u hornear pasteles individuales en lugar de uno grande, ayudará a mantener todo unido. Al hornear panes, hornea dos mini panes en lugar de uno solo.

3.	Mejore la calidad y el sabor de los productos de panadería combinando varios tipos de harina sin gluten en lugar de usar sólo un tipo.

4.	Cuando hornee, use almidones para añadir textura. Cada receta puede ser diferente, así que tiene que experimentar. Una buena guía es usar 3 tazas de harina para 1/2 taza de almidón. El almidón puede ser de tapioca, de patata o de maíz. Vale la pena repetir que hornear no es una ciencia precisa, y puede que necesite experimentar unas cuantas veces con la proporción para la combinación perfecta.

5.	El gluten es lo que ayuda a que la masa se mantenga unida. Sin gluten, necesita usar otra cosa para evitar que tu plato se desmorone. Us una cucharadita o más de goma guar, gelatina o xantano para mantener los panes ligados. Para pasteles y magdalenas, agregue sólo media cucharadita. Añadir un huevo extra también puede ayudar a unir los ingredientes secos.

6.	Sí, es probable que cuando experimenta cometa errores. Pero no tiene que dejar que todo se desperdicie. Coloque esos ingredientes que no usa en un procesador de alimentos y cree un revestimiento sin gluten para sus carnes y pescados fritos.

7.	Para crear una masa sin gluten más perfecta, bata la masa más de lo que lo haría con la masa comun para darle algo de estructura.

8.	La mantequilla es un agregado permitido a su horneado sin gluten. Sin embargo, para añadir más dulzura, humedad y nutrición, sustituya una porción de la mantequilla requerida por un puré de frutas. Las mejores frutas para usar son manzanas, aguacates y plátanos. Pueden añadir mucho sabor a los productos horneados.

Hacer buenas sustituciones en sus recetas

Sea creativa cuando cocine sin gluten y aprenda a utilizar sus ingredientes de forma múltiple:

1.   Cualquier cosa que requiera un bollo puede ser envuelto en lechuga o en una tortilla de maíz.

2.   No tiene que renunciar a su pollo frito, chuletas de cerdo o pescado favoritos. Sólo sustituya el pan rallado habitual por una cobertura diferente. Ya hemos hablado de convertir algunos intentos fallidos de hornear en migas. También puede convertir el pan sin gluten en pan rallado. Otra forma interesante de recubrir es desmenuzar la piel de cerdo.

3.   Algunas recetas requieren cerveza. A menos que tenga a mano una cerveza sin malta y sin gluten, sustitúyala por sidra de manzana.

4.   Para hacer crotones para tus ensaladas, corte unas cuantas rebanadas de pan sin gluten y fría los cubos.

5.   Cuando prepare sándwiches, no se limite al pan sin gluten. Sea creativa y use tortillas de maíz, gofres o panqueques finos. Además, pruebe una saludable envoltura de lechuga.

Dominar la cocina sin gluten requiere algo de creatividad y experimentación. Es una buena idea probar lotes más pequeños hasta que se obtengan resultados satisfactorios.

Ser diagnosticado con la enfermedad celíaca o alergia al trigo no tiene por qué interferir con sus comidas favoritas. Juegue con los ingredientes y disfrute de deliciosos resultados.

Conclusión

Recibir un diagnóstico de enfermedad celíaca o de intolerancia al gluten puede ser un shock que puede salir de la nada. Incluso si ha tomado la decisión de abstenerse de comer gluten por razones de salud, puede sentirse un poco abrumado/a. Sabe que los cambios son necesarios, pero ¿cómo empieza?

Entienda que renunciar a algunos de sus alimentos favoritos es una pérdida, especialmente cuando no lo esperaba. Dese tiempo para elaborar esa pérdida.

1.   Quiere negar lo que el médico le está diciendo. Él o ella pueden no estar en lo cierto. Los médicos cometen errores todo el tiempo. Sin embargo, mientras esté en la negación, se siente cansado/a, incómodo/a y sigue reaccionando mal al trigo.

2.   Se enfada. ¡Quiénes ese que se atreve a decirle que no puede ir a su pizzería favorita!

3.   Después de lidiar con la ira, intenta negociar mentalmente consigo mismo. Vale, entonces puede que tenga la enfermedad celíaca. Pero comer un solo trozo de pastel en la fiesta no puede hacer daño.

4.   Cuando la verdad se cuela, es probable que se sienta deprimido/a. ¡Mi vida se acabó!

5.   Puede llevar un tiempo, pero la aceptación finalmente se establece. Investigue un poco y se dará cuenta de que aún puede comer lo que quiera y hacer lo que siempre ha hecho. El único cambio real en su vida

será que empiece a sentirse mucho mejor de lo que se ha sentido en el pasado.

Cuando haya cambiado su forma de pensar, estará listo/a para empezar a comer sin gluten. Una vez que entienda los beneficios para la salud de renunciar a esa harina sin refinar, es dudoso que se sienta seriamente tentado/a a volver a las viejas formas de comer con gluten. Dejar de consumir gluten es un compromiso de por vida.

• Averigüe un poco y aprenda cómo el trigo ha pasado de ser un alimento básico para la vida a ser un grano triturado que muchas personas no pueden procesar. El gluten en el grano está haciendo que la gente se enferme.

• Deshágase de todo el gluten en su casa. Limpie la despensa, el refrigerador y revise los gabinetes del baño por cualquier artículo que contenga gluten. Limpie sus ollas, sartenes y utensilios para asegurarse de que no haya contaminación cruzada. El gluten puede adherirse a muchos artículos de su casa.

• Aprenda a recorrer los pasillos del supermercado cuando vaya de compras le ayudará a abastecerte de alimentos frescos y saludables y a evitar tentaciones peligrosas. Es importante tener siempre a mano unos cuantos alimentos básicos para comidas rápidas y aperitivos. Esto evitará que busque algo que a la larga puede enfermarle. Planifique sus comidas antes de comprar para asegurarse de tener a mano los ingredientes necesarios.

• El hecho de que esté eliminando el gluten de su dieta no significa que no pueda seguir socializando y comiendo con sus amigos y familiares. Hoy en día, muchos restaurantes pueden acomodar una dieta libre de gluten. Echa un vistazo a los restaurantes locales y pregunte sobre su proceso de preparación de los alimentos.

• Cuando cene en casa de amigos y familiares, no espere que cambien sus hábitos alimenticios por usted. Puede que lo intenten, pero puede que no sepan qué hacer. Si tiene dudas, coma algo saludable antes de visitarlos y concéntrese en disfrutar de la compañía. No dude en hablar de sus limitaciones dietéticas cuando surja el tema.

• Si comienza una dieta sin gluten sin saber exactamente lo que implica, podría estar socavando sus esfuerzos. No se trata sólo de eliminar panes, galletas y pasteles. El gluten puede estar al acecho en muchos alimentos, así que aprenda a leer las etiquetas con mucho cuidado. Asegúrese de que su dieta no se vea privada de nutrientes comiendo muchos productos frescos cada día. Coma una amplia variedad de alimentos para disfrutar de la mejor ventaja nutricional posible.

• Incluso cuando se sienta mejor y con más energía, puede tener momentos de privación. Eso es perfectamente normal. Aprenda hábitos diarios que le permitan lidiar exitosamente con los sentimientos negativos. Añadir ejercicios y nuevas actividades a su rutina ampliará su estilo de vida y evitará que se centre sólo en la comida.

• Se están haciendo muchos estudios interesantes con el gluten y niños con TDAH y autismo. Se necesita mucha más investigación, pero varias pruebas han demostrado que la eliminación del gluten de la dieta de los niños que sufren de TDAH o autismo ha tenido un efecto extremadamente beneficioso. Esto es algo que debe discutirse con el pediatra de su hijo.

• Hornear, que siempre implica el uso de harina, puede ser el mayor desafío de cocinar sin gluten. Aprenda sobre todas las sustituciones que puede hacer para preparar sus antiguas golosinas favoritas y las mejores técnicas de cocina para hornear sin gluten. Se sorprenderá gratamente.

La enfermedad celíaca y las alergias al trigo son dolorosas. Si es sensible al gluten, no hay razón para que se sienta miserable. Tome las medidas necesarias para liberar su vida del gluten y empiece a disfrutar cada día de nuevo. Esta podría ser una de las decisiones más importantes sobre su salud que haga en tu vida.

Capítulo Bonus :
Principios generales para tener un buen estilo de vida

En la siguiente sección se mencionan todos los principios y leyes naturales relacionadas a las prácticas generales para cuidar mejor de la salud. Estos principios generales de higiene, por sí solos podrían ser la ayudarte a encontrar las causas a muchas enfermedades contemporáneas e incluso, saber cómo evitar contraerlas. Este capítulo está escrito en un tono diferente, un poco extraño, sin embargo, está hecho así de forma intencional.

Por lo tanto, el propósito de este capítulo es hacer que seas consciente y te des cuenta de que tus hábitos juegan un papel muy importante en tu salud.

Elegir los médicos adecuados:

Acude a médicos que trabajen respetando la normatividad y las reglas generales, que apliquen tratamientos de medicina alternativa cuando sea necesario, en armonía con la naturaleza y que realmente, te puedan ayudar a tratar tu enfermedad, sin importar cuál sea. Recuerda que estos profesionales saben cómo analizar los síntomas de las enfermedades, los mensajes que envían al cuerpo, para descubrir de qué enfermedad estás sufriendo.

Este tipo de médicos no intentan eliminar o reducir los dolores y los síntomas de las enfermedades con sustancias artificiales creadas por el hombre, sino que saben que la enfermedad y el dolor, son mensajes que el cuerpo envía con la intención de ayudarte a encontrar un orden y un equilibrio, para mantenerte sano, tanto física como mentalmente.

Son capaces de curarte averiguando, a través del diálogo, de la exploración de su cuerpo, y en ocasiones, con pruebas científicas como análisis de sangre o radiografías, las causas de los desequilibrios que hay en tu cuerpo, para que tú mismo/a puedas tratar tus enfermedades y desequilibrios, por medio de los consejos que ellos te dan.

Para calmar los dolores, utilizan principalmente plantas o herramientas con las que reequilibrar los órganos, tendones, nervios, músculos o huesos, trabajando en armonía con sus energías.

Aléjate de los médicos que intentan mitigar y reducir el dolor o los síntomas de las enfermedades, sin intentar curar la causa de las enfermedades; haciéndote consumir sustancias artificiales y drogas creadas por el hombre que puede no ser muy efectivas para lo que necesitas.

Estas sustancias te pueden envenenar, agravan las enfermedades e, incluso, pueden provocar otras nuevas. Además, que es posible que te lleven a una muerte prematura por sus efectos secundarios o componentes que pueden ser tóxicos para tu cuerpo.

Si tu cuerpo está sano, los microbios y bacterias no son tus enemigos, sino sus amigos. Estos organismos existen para limpiar su cuerpo y para reforzar tu sistema inmunológico. En tu cuerpo existen, de manera constante, alrededor de un kilo y medio de bacterias y microbios, que están en la sangre, los pulmones y el sistema digestivo, reforzando las defensas inmunitarias y mejorando su salud.

Un buen médico no intenta acabar con las bacterias y microbios del cuerpo con productos antibacterianos o antimicrobianas, sino mejorar el estado general del cuerpo para así ayudar a los microbios y bacterias existentes a realizar su trabajo de limpieza y defensa, evitándose las enfermedades. Los malos médicos hacen lo contrario.

Una pequeña comparación, sería como si intentaran, en vano, eliminar los mosquitos y microbios de los pantanos, cuando están ahí justo para mantenerlos limpios. En un pantano pueden ser algo molestos, pero basta con sanear y secar el terreno drenando el suelo para que los mosquitos y microbios desaparezcan por sí solos, así será en el momento en que el pantano también desaparezca, y el estado general del terreno haya mejorado.

Esto mismo es lo que ocurre en el cuerpo humano. Debes dejar que los microbios y bacterias que hagan su trabajo en tu cuerpo, y date a la tarea solo de sanearte respetando los principios y bases de un buen estilo de vida. Para que siempre te mantengas bien y con hábitos saludables, ten siempre en cuenta lo que acabas de leer, y no pienses que tiene que debes evitar ir a tu médico tradicional, puedes consultar a ambos.

La medicina ha evolucionado muchísimo a lo largo de los siglos. Existen muy buenos médicos y seguramente, en algún momento darás con ellos. Un buen médico podrá utilizar medicamentos derivados de investigaciones científicas cuando sea necesario, y utilizará los recursos de hospitales y laboratorios para conocer las causas de tus patologías y llegar a un diagnóstico con el objetivo de sanear tu cuerpo.

Alimentación:

Durante miles de años, la naturaleza ha ido reforzando nuestro sistema inmunológico y la manera como está estructurada nuestra sangre. A día de hoy, no son los microbios los causantes de las enfermedades, sino los malos hábitos de vida.

Al adoptar hábitos saludables, limpiarás tu cuerpo, y mantendrás a los microbios, virus o bacterias dañinos lejos de tu organismo.

Absténte de utilizar cualquier sustancia artificial para dar mayor sabor a la comida, y sustitúyela por las hierbas aromáticas o las especias naturales que nos proporcionan las plantas.

Aléjate de sustancias alimenticias artificiales. Se supone que conservan los alimentos, mejoran su textura o sus colores, o incluso modifican su sabor; pero lo que consiguen es dañar la armonía y el equilibrio en tu cuerpo.

No consumas tampoco alimentos industriales, prepara tu comida tú mismo. Los alimentos industriales están llenos de sustancias artificiales, además de estar alterados y carecer de los nutrientes y oligoelementos naturales.

Ya se ha comprobado que para mantener el equilibrio elíptico del cuerpo, no debes consumir drogas sintéticas creadas por el hombre, ni para curarte, ni para modificar los alimentos, excepto que las haya recetado un médico competente. Tampoco debes consumir ninguna droga que pueda alterar o modificar tu estado de consciencia.

No consumas sustancias como heroína (que proviene del opio) o cocaína (de la planta de coca); estas plantas sintetizadas o refinadas alteran, excitan o adormecen la percepción natural de sus sentidos.

En realidad, todas las drogas provienen de plantas que pueden utilizarse con sabiduría, en el arte de la medicina, o para "animarnos la vida".

Debes comprender que cada vez que perforas su piel, órganos como la lengua o los dientes para colgar o lucir algún arete o pircing, no estás respetando tu cuerpo.

Ocurre lo mismo cuando modificas la textura de tu piel o tus dientes al incorporar sustancias ajenas como tinta, mercurio o plomo, es decir, cuando te haces tatuajes o modificaciones de oro o algún metal en los dientes. Al perforar o modificar tu piel en particular y de tu cuerpo en general, sin que sea por prescripción médica, no estás respetando tu cuerpo.

No obstante, si ya te has tatuado o modificado alguna parte de tu cuerpo, si gustas, puedes quitártelas para intentar devolver la forma original a él.

No debes fumar y específicamente, ningún tipo de planta. El tabaco, el opio o el cannabis sirven para tratar contusiones y determinadas enfermedades.

Ninguna planta está hecha para ser fumada. Existen para solo para solucionar algunos inconvenientes de la vista y deben ser utilizadas en la alimentación, o, como ya hemos visto, con sabiduría en la medicina, o para decoración.

Debes limitar el consumo de té y café a un máximo de 3 tazas por día. Por encima de estas cantidades, las moléculas de teína y cafeína de estas bebidas calientes alteran la eficacia de tu sinapsis y disminuyen tu esperanza de vida poco a poco. Al mismo tiempo también afectan tu memoria, habilidades analíticas y de síntesis.

Por otro lado, no debes consumir en absoluto las bebidas frías industriales, que se conocen como gaseosas o refrescos. Las sustancias artificiales que llevan, como los edulcorantes, alteran la eficacia de las sinapsis, destruyen las neuronas y producen la degeneración de los órganos; provocando enfermedades como el Alzheimer y disminuyendo tu esperanza de vida.

La base alimenticia debe estar constituida por frutas variadas y oleaginosos, las frutas deben estar frescas, maduras y ser transportadas rápidamente desde el lugar de recolección hasta la casa. Debes consumirlas abundantemente cada día, a la hora del desayuno, o media hora antes de las comidas, o incluso entre horas, y puedes consumirlas peladas o lavadas, como lo prefieras.

Aliméntate con las frutas, seguramente podrás mejorar tu salud. Trata de sentir la vida que hay en cada fruta en tus papilas gustativas, en tu tubo digestivo, y siente cómo los alimentos van incorporándose en lo más profundo de tu cuerpo.

Para lograr esta armonía, cada vez que comas una fruta o una nuez, mastica lentamente, hasta que el alimento se convierta en zumo dentro de tu boca.

No dudes en masticar lentamente la fruta o los frutos secos que consumas entre comidas, como nueces, avellanas, o anacardos. Este tipo de alimentos se transforman en leche vegetal en su boca y le aportan a tu cuerpo oligoelementos muy importantes para el mantenimiento de una buena salud.

Haciendo esto comprobarás que, progresivamente, tendrás menos ganas de consumir grandes cantidades de alimentos cocidos durante largo tiempo.

A mediodía y por la noche consume tantas verduras variadas como quieras, intentando sobre todo comerlas crudas. No olvides pelarlas y lavarlas con abundante agua del grifo o embotellada.

Al pelar las verduras, incluyendo las que crecen en el suelo como las zanahorias o las patatas, así como los ajos, las cebollas o los champiñones, no tengas miedo de acabar con seres vivos microscópicos como bacterias o microbios, concebidos para protegerte y para vivir en armonía con él mientras pela sus verduras.

Incluso, si mantienes un nivel de higiene alto, acuérdate de que, en tu cuerpo, tienes millones de individuos que contribuyen al equilibrio de tu piel, de tus órganos y del conjunto de tu sistema digestivo.

El arroz, el trigo y todos los cereales que se reproducen naturalmente son indispensables para tu alimentación, seguramente te ayudarán a mejorar tus hábitos alimenticios.

Este tipo de alimentos están perfectamente adaptados para el consumo humano, no obstante, algunos de estos han sido modificados genéticamente y puede que, actualmente, sean dañinos para el organismo. Las legumbres, como los frijoles o judías, los guisantes o las lentejas son necesarias diariamente, con moderación, complementando a otros alimentos, y contribuyen a la regeneración de las células, especialmente musculares y a la armonía en la sangre.

Debes consumir con moderación estos cereales y legumbres diariamente, mejor si lo haces a mediodía, en lugar de en la cena, ya que contienen elementos necesarios para la construcción y regeneración de las células, pero se tardan más en digerir que las frutas o las verduras.

Entre las comidas principales, consume de 8 a 10 frutos oleaginosos, como nueces, almendras o avellanas, siempre masticando lentamente hasta sentir como se convierten en leche vegetal en tu boca.

Pero no consumas leches de frutos oleaginosos o leche de soja fabricada industrialmente, ya que estas leches no contienen prácticamente ninguna vitamina o micronutriente natural.

Igual que hemos visto con las frutas que se deben consumir en la mañana, cada vez que tomes una verdura cruda o cocida, cereales o leguminosas, nútrete de su color y de su olor, con cada mordisco.

Cada vez que comas, hazlo lentamente, con agrado, gratitud y reconocimiento por estos alimentos vivos.

Tu cuerpo necesita de 2 a 3 litros de agua al día, algo que podrás encontrar sobre todo en las frutas, verduras, alimentos crudos o cereales germinados.

Es necesario que siempre tomes esta cantidad cada día, y es mejor que lo hagas siempre entre comidas (pero nunca durante las comidas), trata que de que sean 1 y 2 litros de agua en estos momentos.

Pero no bebas agua (o muy poca) durante las comidas para no ahogar o destruir los nutrientes de los alimentos. Siguiendo estas sencillas recomendaciones de sentido común conseguirás una salud excelente.

Ayunar y Descansar:

Hoy en día, un gran número de estudios destacan las increíbles virtudes terapéuticas y purificadoras del ayuno:

Una de estas ventajas es la pérdida de peso, mejora de ciertas enfermedades crónicas, mejora de las facultades cognitivas, limpieza del sistema digestivo y purificación general de nuestro cuerpo, etcétera.

Se ha determinado que las personas comen demasiado y que el ayuno permite al cuerpo descansar y purificarse. El cuerpo se limpia entonces de células viejas, grasa, desechos y toxinas que lo atestan.

No obstante, debes tener en cuenta que el ayuno no tiene nada que ver con la anorexia, que es una enfermedad. No es peligroso, es accesible a todos (excepto en algunos casos patológicos), porque tenemos reservas que mantener sin problemas durante varios días.

Existen varios tipos de ayuno:
- Ayuno de agua
- Ayuno en seco
- Ayuno intermitente

Al respecto, los invitamos a aprender sobre todos estos tipos de ayuno.

Pero esto es más que solo sobre la comida, esta es una completa filosofía de vida. Se trata de descansar desde todos los puntos de vista: los medios de comunicación, la tecnología, la música.

¿Por qué no reducir el tiempo que pasas en el teléfono, el tiempo que pasas viendo noticias negativas, escuchando música durante demasiado tiempo a alto volumen?

Todo esto hace que sobre estimules tu cuerpo.

Aunque el capítulo que acabas de leer está escrito en un tono algo imperativo, tiene la intención de darte algunas ideas para que pienses sobre los hábitos que tienes y cómo puedes mejorarlos.

El objetivo, también es mostrarle que una vida saludable juega un papel muy importante en tu salud en general.

Vivir saludablemente es lo que le permite que si has estado enfermo, puedas curar de mejor manera y más eficientemente, y también es posible prevenir la aparición de enfermedades en el futuro.

Palabras Finales :
¡Gracias!

Felicitaciones, has llegado al final del libro.
Has comprendido lo importante que es cuidar de ti
mismo y de tu cuerpo.
¡Recuerda que, tu salud debe ser tu prioridad número
uno!

Porque, en realidad: **¿Existe algo más valioso para las
personas que la salud?**

Como siempre, por favor, te pedimos consultar a un
médico antes de tomar cualquier medida. Este libro es
simplemente una recopilación de consejos que han
demostrado su eficacia en la salud de algunas, pero no
olvides que, como cualquier libro, no puedes
reemplazar un diagnóstico médico calificado.

Tu Regalo:
Libro gratuito sobre Alimentos Alcalinos

Para agradecerte que hayas leído este libro, queremos regalarte un ejemplar digital en formato PDF.

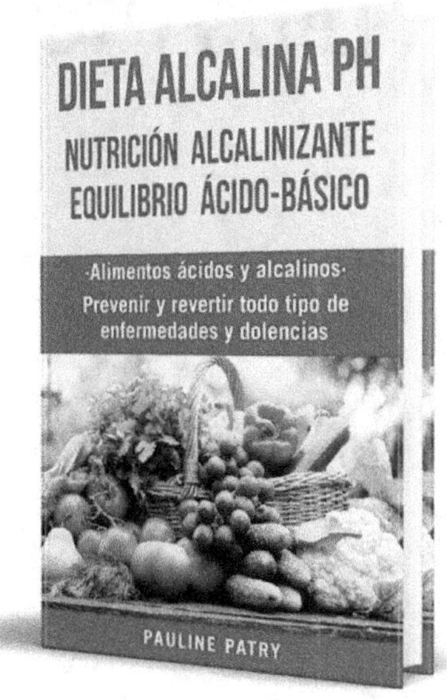

En este libro, tratamos el tema del equilibrio ácido-base del cuerpo. Aprenderás como regular este equilibrio, los alimentos a evitar y aquellos a los que dar preferencia.

Para descargar a este libro gratuito, sigue o haz clic en el siguiente enlace:

https://katvio.com/libro

También puedes escanear el siguiente código QR con tu smartphone, abrirá el enlace automáticamente:

Tu opinión del libro

Si crees que este libro puede ayudar a otras personas
que sufren, por favor, tómate el tiempo para compartir
una opinión positiva.

Si no estás satisfecho con este libro, puedes contactar
con el autor del libro para compartir tus pensamientos y
comentarios. Nos tomamos muy en serio la mejora
continua de este libro. Por lo tanto, si tienes alguna
recomendación, consejo o mejora que enviar, puedes
contactar directamente con el autor a través de este
enlace:

https://katvio.com/reaccion

**Si crees que este libro puede ayudar a otras
personas, la mejor manera de compartir esa
información es publicar un comentario positivo
sobre la plataforma de compra de este libro.**

¡Te deseamos que goces de excelente salud!

Pauline PATRY